BEREIT FÜR DAS NÄCHSTE MAL

CPI
Mehr Bäume. Weniger CO_2.
www.cpi-print.de/umwelt

FSC
www.fsc.org
MIX
Papier aus verantwortungsvollen Quellen
FSC® C083411

Dr. Rudolf Likar
Dr. Georg Pinter
Dr. Herbert Janig:
Bereit für das nächste Mal

Aufgezeichnet von:
Andrea Fehringer &
Thomas Köpf

www.edition-a.at

Cover: Isabella Starowicz
Satz: Sophia Stemshorn

Gesetzt in der Premiera
Gedruckt in Deutschland

Die Autoren spenden ihr gesamtes Honorar aus dem Verkauf dieses Buches an das Sozialpädagogische & therapeutische Zentrum für Kinder und Jugendliche Josefinum in Klagenfurt am Wörthersee.

1 2 3 4 5 — 23 22 21 20

ISBN 978-3-99001-422-6

BEREIT FÜR DAS NÄCHSTE MAL

WIE WIR UNSER GESUNDHEITS-SYSTEM ÄNDERN MÜSSEN

Dr. Rudolf LIKAR
Dr. Georg PINTER
Dr. Herbert JANIG

Andrea FEHRINGER
Thomas KÖPF

edition a

»Seien Sie vorsichtig mit Gesundheitsbüchern –
Sie könnten an einem Druckfehler sterben.«

– Mark Twain

INHALT

Anmerkung: In diesem Buch wird aus Gründen der besseren Lesbarkeit und Übersicht auf gegenderte Formulierungen verzichtet. Selbstverständlich ist immer die weibliche und männliche Form gemeint.

TAG X: IM ZEICHEN DER ANGST

Wir atmen Zeitgeschichte. Alles, was passiert, alles, was jetzt geschieht, wird später in den Geschichtsbüchern stehen. Wir werden lesen, dass der Tod leise kam. Niemand hatte geahnt, was da auf uns zukommt. Ein Erreger mit der sperrigen Bezeichnung SARS-CoV-2, der noch nie zuvor beim Menschen nachgewiesen wurde. Es dauerte ein paar Wochen, bis Männer in Schutzanzügen die Särge wegkarrten und alle wussten: Dieser Tod trägt keine schwarze Kutte, er hält auch keine Sichel in der Hand. Dieser Tod ist unsichtbar. Eine gedankenlose Geste – die Hand fährt unbedacht zum Mund, der Finger flink zum Auge –, schon ist man infiziert. Das Virus war plötzlich da, auf dem Fischmarkt von Wuhan. Von Fledermäusen herbeigeflattert, hat es sich ausgebreitet und wütet rund um den Erdball.

Bei manchen Menschen zeigen sich leichte oder gar keine Symptome, bei anderen greift es die Lunge an. Die Zeitgeschichte, diese toxische Luft, die wir atmen, bringt Furcht, Isolation, Zukunftsangst, Leid. Aber auch Zuversicht und Zusammenhalt in einer Ära, die keiner für möglich gehalten hätte. Leere Straßen wie Trugbilder, Menschen mit Masken, die Essen und Wasser holen, singende Leute auf Balkonen, Szenen wie aus einem apokalyptischen Film von Roland Emmerich. 2020, das

Jahr eins von Corona. Tag X. Outbreak. Politische Entscheidungen mit weitreichenden Konsequenzen. Die Dystopie der Gegenwart. Shutdown. Abstand halten. Hände waschen. Quarantäne. Daheimbleiben, unbedingt. Die Arbeitslosigkeit steigt explosionsartig. Spitäler im Ausnahmezustand. Neue Helden. Kassiererinnen im Supermarkt, Pfleger, Polizisten, Busfahrer, Müllmänner, Zivildiener. Junge Leute, die Waren in die Regale schlichten. Ärzte am Rand des Machbaren, bereit für das, was jede Sekunde neu hereinkommen kann. Nächster Einsatz in der Intensivstation, Nachtschichten. Dann Abflachen der Kurve. Lockerung der Vorschriften. Familie treffen. Freunde sehen. Aufatmen. Öffnen der Geschäfte. Öffnen der Lokale. Öffnen der Schulen. Neustart der Wirtschaft. Auferstehung.

Notfälle sind unser Tagesgeschäft. Leben retten. Wir wissen, wo das Gesundheitssystem greift, woran es krankt und was konkret fehlt. Um für die Zukunft gewappnet zu sein, braucht es einen guten Plan. Ein medizin-strategisches Dossier. Genau das legen wir mit diesem Buch vor. Das Chaos im Jetzt braucht Ruhe und Weitblick. Besonnenheit.

Als Ärzte können wir sagen: Corona schreckt uns nicht. Auch keine Grippe, kein Infarkt, keine Embolie, kein Krebs, kein Herzstillstand. Das sind keine Wörter, die im Krankenhaus Schnappatmung auslösen dürfen, es sind Diagnosen. Uns ist der Tod nicht fremd, im Gegenteil, wir sehen ihn sehr oft. Er gehört für uns zum Leben. Wir dürfen einen Überblick geben. Eine Momentaufnahme, was an der Front tatsächlich los ist und was sich hinter den Kulissen abspielt.

Jetzt zum Beispiel ist Krisensitzung im Klinikum Klagenfurt. Damen, Herren und Ärzte in weißen Kitteln rund um einen ins Oval langgezogenen Tisch. Ernste Mienen. Rudolf Likar dabei als Intensivkoordinator für das Land Kärnten. Er ist übrigens der mit der runden roten Brille, grüß Gott. Wir diskutieren Fälle, virologische Details, die Zahl der freien Stations- und Intensivbetten, Einsatzpläne. Am Ende reden wir über Ausgangsbeschränkungen an sich, die Lockerungen, wie alles weitergeht. Das große Ganze. Sehr drastische Maßnahmen aufgrund eines Virus. Die einen sagen, nur so kann man Zehntausende Leben retten. Die anderen kontern, schön und gut, aber was hilft das, wenn später die kollabierte Wirtschaft Hunderttausende Leute finanziell umbringt.

Die Datenlage Mitte März war, dass wir in Kärnten gerade acht positive stationäre Patienten und eine Intensivpatientin hatten. Die Zahl der österreichweit Erkrankten ist längst fünfstellig, die Zahl der Toten zum Glück nur dreistellig, das Thema allgegenwärtig.

Corona ist für die Medien der heilige Gral. Die Bundeslade der Berichterstattung. Von früh bis spät werden wir mit Informationen, Bildern, Meinungen, Zahlen von Infizierten, an und mit Corona Verstorbenen und sonstigen Aussichten, Einsichten und Absonderlichkeiten beschallt und bestrahlt, dass manche schon froh sind, wenn irgendwo eine Rosamunde Pilcher im Fernsehen gezeigt wird und sich das Schmalz der Liebe über den Schandfleck der Endzeit schmiert.

Es geht um klares Wahrnehmen, Fakten und Relationen.

Wir haben rund 1.500 Influenza-Tote pro Jahr. Eintausendfünfhundert Menschen, die jedes Jahr in Österreich an der herkömmlichen Grippe sterben. Gibt es da Berichte, die wie die Offenbarung des Johannes klingen? Weltweit sterben 290.000 Menschen jährlich an eben dieser Grippe und bis zu 500 Millionen erkranken daran. Die Ansteckungsrate ist niedriger als bei Corona, stimmt. Trotzdem schreibt niemand: »Influenza-Pandemie: Mit dem Schnupfen kam der Tod«. Verbarrikadiert euch, schützt euch! Es kann jeden treffen.

Erstaunlicherweise sind aber nur 15 Prozent des gesamten Gesundheitspersonals in Österreich gegen Influenza geimpft.

Sprich, 85 von 100 Profis im heimischen Gesundheitswesen pfeifen auf die Immunisierung. Weil's wurscht ist, oder warum? Die Grippe kriegen nur die anderen? Bequemlichkeit? Angst vor der Nadel? Haben Sie schon einmal gehört, dass Menschen panisch werden, wenn sie das Wort Grippe hören? Für die meisten ist es eine schlimmere Verkühlung, die für manche, ja, leider, letal ausgeht. Das Los der Alten und Schwachen. Schicksal.

Unterdessen wird das Zyklopenauge der Gesellschaft krampfhaft auf den Brennpunkt Corona gerichtet. Mitte April verzeichnete die Johns Hopkins Universität 2.076.015 COVID-19-Infizierte. 138.008 Tote. Und 522.881 Menschen, die schon wieder komplett geheilt sind. Das ist der natürliche Verlauf. Ansteckung, Ausbruch, Krankheitsverlauf, Heilung. (Aktuelle Zahlen finden Sie im Internet: de.statista.com)

Das Erstaunlichste aber ist ein Umstand, der gefährlicher ist als jede Tröpfcheninfektion: Bis jetzt, bis zu dieser Pandemie, gab es keinen österreichweiten Katastrophenplan.

Bis heute gibt es ihn nicht.

Keinen Plan für den Ernstfall.

Dabei war es absehbar. Unter Epidemiologen und Ärzten wurde immer wieder darüber diskutiert, dass es höchste Zeit für die nächste Pandemie wäre. 1918 und 1920 die Spanische Grippe in zwei Wellen mit insgesamt etwa 50 Millionen Todesopfern, vor allem jüngere Menschen. 1957/1958 Ausbruch der Asiatischen Grippe mit ein bis zwei Millionen Toten. 1968/1969 Hongkong Grippe mit einer Million Toten, 1977/1978 Russische Grippe mit 700.000 Toten. Dann 2001/2002 das erste Auftreten von SARS-CoV als erste Pandemie des 21. Jahrhunderts mit etwa 8.000 Fällen und knapp unter 800 Toten. 2009 die Schweinegrippe mit 18.000 Toten. Und seit 1980 HIV mit 35 Millionen Toten weltweit.

Pandemien sind keine biblische Strafe, wo es wie in den zehn Plagen Blut und Frösche vom Himmel regnet. Sie treten in regelmäßigen Abständen auf.

Trotzdem gab es keinen Plan.

Zu lange war der Föderalismus wichtiger als eine bundesweite Leitlinie, die man im Bedarfsfall aus der Schublade nimmt, aufschlägt und einfach alle Anweisungen Punkt für Punkt umsetzt.

Jeder Ausnahmezustand braucht eine Checkliste. Dabei reden wir nicht von einer detailgetreuen Vorstellung, wie man sich im Idealfall verhält, sollte ein Raumschiff im Wörthersee landen. Es geht auch nicht um eine landesweite Übung für eine allfällige Zombie-Apokalypse. Eine Pandemie kann jederzeit auftreten. Sie wird auch in Zukunft wieder auftreten. Hollywood-Regisseur Steven Soderbergh hat das im Jahr 2011 im Film *Contagion* anschaulich und mit Starbesetzung gezeigt. Ein neues Virus breitet sich aus. Gwyneth Paltrow tot, Kate Winslet tot, Matt Damon und Jude Law haben's am Ende gerade noch geschafft. Der Thriller wirkt heute wie eine Doku.

Die Welt im Würgegriff einer tödlichen Seuche. So ist das aktuelle Bild gezeichnet. Ob es stimmt, werden die nahe Zukunft und vor allem die wissenschaftlichen Studien zeigen. Ob die drastischen Maßnahmen richtig waren, rechtzeitig kamen oder überzogen sind, ebenso. Zu viele Theorien, zu viele Experten, zu viele Berichte, Memes und Fake News sowieso.

Die Probleme im österreichischen Gesundheitswesen sind uns Ärzten vorher schon aufgefallen. Die kennen wir gut; wir haben heuer ein Buch zu dem Thema geschrieben: *Im kranken Haus.* Klar ist: Die Maßnahmen bei Corona haben zu langsam gegriffen. Es waren keine Teams da, um Abstriche zu nehmen. Es dauerte fast eine Woche, bis diese Teams für die Abnahme der Tests in-stalliert waren. Jetzt werden *Epidemieärzte,* sogenannte COVID-19-Ärzte, eingesetzt, die zu Patienten kommen, weil es dafür eine Spezialausrüstung braucht, die niedergelassenen Ärzten nicht im notwendigen Ausmaß zur Verfügung steht. Zukünftig wird es also ausgerüstete Ordinationen und entsprechend ausgebildete Epidemieärzte geben, die im Notfall sofort verfügbar sind. Diese notwendigen Maßnahmen dürfen nicht in langen Diskussionen steckenbleiben oder der leider immanent vorhandenen Innovationsfeindlichkeit, auch innerhalb der Ärzteschaft, zum Opfer fallen.

Niedergelassene Ärzte mussten ihre Arbeit mit Patienten auf das Allernötigste minimieren und ihre Beratung, das Ausstellen von Rezepten und Krankenscheinen per Telefon abwickeln. Allerdings müssen die praktischen Ärzte ihre Ordinationen wie kleine Unternehmen führen, sonst können sie zusperren. Sie brauchen jede Menge Patienten, viele abrechenbare Dienstleistungen, um ihr Ein-Personen-Unternehmen finanziell über Wasser zu halten. Wegen der Corona-Krise bleiben die Patienten nunmehr aber lieber daheim und das im großen Stil, weil sie sich vor Ansteckung fürchten.

Dazu kommt, dass die praktischen Ärzte am Land – Schlüsselpersonen der Gesundheitsversorgung – von den Verwaltungsbehörden keine Mitteilungen erhalten, welche Einwohner ihrer Gemeinde oder in den Nachbargemeinden an COVID-19 erkrankt sind.

Wilhelm Kerber, Kurienobmann der niedergelassenen Ärzte Kärntens, richtete eine schriftliche Bitte an den Bundeskanzler: *»Ein Vorenthalten dieser wichtigen Informationen führt dazu, dass sich ÄrztInnen, deren MitarbeiterInnen und die PatientInnen einer massiven Infektionsgefahr aussetzen. Vielfach hat es bereits dazu geführt, dass Ordinationen wegen Quarantänemaßnahmen schließen mussten.«*

Aus Gründen des Datenschutzes dürfen die Ärzte also nicht informiert werden, wer in ihrem Grätzel positiv getestet worden ist. Unterdessen geht die Flut der *Breaking News* weiter. Eine Negativmeldung jagt die nächste. Corona-Baby tot. Und, und, und. Erschöpfte Krankenpflegerinnen mit geröteten Gesichtern, vom stundenlangen Tragen spezieller Schutzmasken. Und immer Italien als Schreckgespenst im Hintergrund. Das zerstörte Dolce vita am Ende der Epidemie. Die Bilder vom Abtransport der Särge, die von Militärfahrzeugen untertags, nicht in der Nacht – untertags, wo es alle sehen – durch ein Dorf gefahren werden. Meldungen, dass sich Menschen nicht mehr von ihren geliebten Angehörigen verabschieden konnten. Leichenberge. Das multimediale Armageddon.

Die Lombardei als beunruhigendes Exempel. Es wird nicht verglichen mit Toten der anderen Regionen, sondern immer die Lombardei, die nur 676 Intensivbetten auf 10 bis 15 Millionen Einwohner hat. Im Unterschied zu 2.500 Intensivbetten in Österreich auf 8 Millionen Einwohner. Da in Italien die entsprechenden Vorkehrungen nicht getroffen wurden, hinsichtlich Isolierung und dergleichen, ist das Ganze eskaliert. Die Situation ist außer Kontrolle geraten, weil niemand rechtzeitig für den Ernstfall vorgesorgt hat. Und es ist erschreckend, dass hier immer nur die Zahlen von sechshundert, siebenhundert, tausend Toten pro Tag genannt wurden. Man hat nicht gesagt, wie viele zuvor pro Tag gestorben sind. Es wurde die Zahl auch nicht auf 8 Millionen heruntergebrochen – im direkten Vergleich zu Österreich. Die Politiker und der Boulevard nannten Absolutzahlen; das wirkt wie eine Angstmache. Bisweilen hat die Presse ergänzt, dass Corona-Patienten auch wieder genesen. Was für ein Wunder.

Wir können und dürfen den Schrecken, der in Italien passiert ist, nicht mit Österreich vergleichen. Unsere Spitäler haben höhere Standards, was Hygiene und Notfalleinsätze betrifft. Wir sind schlicht und ergreifend besser aufgestellt.

Grob gesagt, gibt es in Italien und auch in Frankreich laut OECD-Bericht 16 Intensivbetten auf 100.000 Einwohner. In Österreich sind es 29 Intensivbetten auf 100.000 Menschen. Das sind andere Voraussetzungen.

Zahlen waren über Wochen der Gradmesser für die Fieberkurve der menschlichen Existenz.

Die Sterblichkeitsstatistik war aber leider falsch.

Es ist ein großer Unterschied, ob man *an* COVID-19 oder *mit* COVID-19 stirbt. Nach Rücksprache mit Italien erfahren wir Krisenmediziner: Wenn ein Patient Corona-positiv ist und an einer anderen Ursache stirbt, wird er trotzdem als Corona-Toter gezählt. Allerdings kann der Mensch aus Millionen anderen Gründen sterben. Nach diesen Berechnungen aber ist die Mortalitätsrate verwaschen.

Es fragt sich natürlich, warum der Corona-Tote so viel wert ist. Medial? Medizinisch? Statistisch? Ethisch? Warum sein Ableben mehr bedauert wird als das eines zehnjährigen Buben, der an Leukämie stirbt. Oder einer Neunzigjährigen, die einfach nicht mehr aufwacht. Gibt es ein neues Ranking der schrecklichsten Arten, dieses Leben zu verlassen? Einen neuen Angstgegner, der am Ende dasteht und das Fallbeil runtersausen lässt?

Konkrete Beispiele aus dem Berufsalltag können wir gern geben. Im Klinikum Klagenfurt haben wir den Notfallplan auf den chirurgischen Abteilungen eingeführt. Das heißt, es wurden nur noch Not- und Tumoroperationen durchgeführt. Alle anderen Eingriffe mussten warten, bis sich die Situation normalisiert. Für ganz Kärnten wurde ein Intensivkonzept erarbeitet. Likar hat man den etwas paramilitärisch klingenden Titel »Intensivkoordinator für Kärnten« verliehen. Auch zu normalen Zeiten geht es bei uns nicht unbedingt so gemütlich zu wie in einer Bücherei am späten Nachmittag. Intensive Koordination braucht es täglich, sonst gibt es bei den EKGs, die neben den Betten ihre gezackten Muster zeichnen, mehr Nulllinien.

Es wäre vor allem notwendig, einen Intensivkoordinator in jedem Bundesland einzuführen. Diese neun Krisenmanager könnten sich dann untereinander koordinieren, auch hinsichtlich des intensivmedizinischen Therapieschemas, was aufgrund von Initiativen einzelner auch erfolgte.

Für die Intensivbehandlung in den Zeiten von Corona sieht unser lokaler Plan so aus: Wir hatten in der ersten Stufe fünf Betten für COVID-Patienten reserviert. In der nächsten Stufe waren 17 Betten in der Intensivstation frei, dann nochmal 18 zusätzlich, also insgesamt 35. Es war und ist alles unter Kontrolle. In Wien war die Situation freilich angespannter. Mehr Menschen, mehr Patienten.

Und sofort wird lokalpolitisch überreagiert. Hektisch riefen Entscheidungsträger ein *Lazarett* herbei. Im *Krieg gegen das Virus* brauche es *Feldbetten*. Also werden Liegen – schnell, schnell – in einer Tennishalle aufgestellt. Kurze Frage: Warum denkt niemand daran, dass wir Häuser haben, wo seinerzeit Flüchtlinge untergebracht wurden? Diese Gebäude stehen leer und ließen sich viel besser für COVID-19-Patienten verwenden, die aufgrund ihrer sozialen Lage nicht zu Hause bleiben können. Wer dagegen von kriegsähnlichen Situationen spricht, als wären biologische Waffen auf uns abgeschossen worden, löst automatisch Unsicherheit aus. Bei dem einen Mulm im Magen, bei anderen eine Panikattacke. Weltkrieg 3. Das Ende naht. Die Todesengel fliegen herab. Dort vorne lodert das Fegefeuer.

Dazu kommt, dass jeder Arzt, der positiv getestet wurde, in den Medien vorgeführt wird wie ein Opferlamm. Und dann auch noch die Prominenz und der Hochadel. Prinz Charles hat es getroffen, mein Gott, überlebt das die Queen?

Wir Mediziner sind vielleicht keine Marketing-Genies, aber eines tun wir nicht: Wir wollen keine Krankheit hochstilisieren und damit noch mehr Unsicherheit in der Bevölkerung erzeugen, als ohnehin schon da ist. Die Politiker singen derweil ihr Hohelied auf Ärzteschaft und Pflegepersonal. Das geht leicht von der Zunge.

Es ist ehrlich gesagt auch ethisch bedenklich, wenn man mit einem Fingerschnippen auf alle anderen Nöte in der Welt vergisst. Nicht nur die Flüchtlingswelle von

Syrien in die Türkei und nach Griechenland. Niemand spricht mehr über die Hungersnöte, niemand spricht mehr über die Kriegstoten. Es wird nur noch über die Corona-Toten gesprochen. Warum?

Aus medizinischer Sicht dürfen wir sagen: Die Regierung leistet sehr gute Arbeit, keine Frage. Das Problem der Regierung, die diese drastischen Maßnahmen beschlossen hat, sind aber auch die Sekundärfolgen, die als kalkulierbares Risiko hingenommen werden müssen. Die Begleiterscheinungen, dass Hunderttausende Menschen vor dem Nichts stehen, dass Gewalt in den Familien zunimmt, dass möglicherweise Scheidungsraten steigen werden, dass es zu mehr Depressionen kommen könnte, zu Burnout, zu Einkommenskatastrophen. Der sogenannte Kollateralschaden ist hoch.

Es braucht ein Deeskalations-Szenario. Bislang drehten alle schön fest an der Eskalationsschraube, tote Menschen, Wirtschaft am Sand, aber Bilder der Besserung sehen wir selten. Alle mögen durchhalten, als wäre das ein Marathon. Das Aufatmen ist gekommen, freilich, die Lockerungen auch. Aber das Virus wird sich nicht flugs in Luft auflösen, wenn die Politspitze freundlich nickend verkündet, dass sich die Lage gebessert hat, danke an alle Österreicherinnen und Österreicher. Das Virus wird nicht eingeschüchtert abziehen. So ein Erreger regt sich grundsätzlich nicht auf. Er verbreitet sich emotionslos, kalt.

Die Österreichische Gesellschaft für Anästhesiologie, Reanimation und Intensivmedizin, kurz ÖGARI, hat ein Ethikpapier herausgegeben. Das muss man sehr vorsichtig erklären. Derzeit erwarten sich alle Patienten, die Corona-positiv sind, dass sie besonders gut behandelt werden. VIP-Status aufgrund aktueller Not. Als Arzt darf man aber nicht zwischen vorher Schwerkranken und akut Schwer-Corona-Kranken unterscheiden.

Das führt zu einer heiklen Frage und einem moralischen Dilemma. Ist der Patient schwer krank und Corona-positiv, müsste der gleiche Ansatz wie bei normalen Schwerkranken gelten: Hat der Patient kein Therapieziel und ist auch keine Prognose in Aussicht, sprich keine Verbesserung der Lebensqualität, sollte der Arzt keine Intensivmaßnahme durchführen. Das bedeutet, man lässt den Kranken sterben.

Niemand hat gesagt, dass Mediziner es leicht haben. Auf einer Intensivstation treffen wir Entscheidungen über Leben und Tod. COVID-19-kranke Menschen werden übrigens, nachdem sie gestorben sind, nicht obduziert, sondern gleich eingegraben oder verbrannt.

Mitte März hatten wir im Klinikum Klagenfurt zwei Patienten auf der Intensivstation liegen. Alle Vorkehrungen wurden getroffen, auch hinsichtlich Operationen und Schockraumpatienten. Nebenbei erfuhren wir, dass eine Intensivpflegerin in einem Krankenhaus Corona-positiv war. Wenn so etwas passiert, muss man sofort reagieren. Es beginnt mit einem Konzept für das Intensivpersonal im Dienst und der Intensivpflege. Quarantäne, Befragungen, wo die Leute in letzter Zeit waren, wen sie getroffen haben. Diese Interviews sind wichtig, um den Schneeballeffekt der Ansteckung aufzuhalten. Man muss lückenlos herausfinden, wer mit der Frau Kontakt hatte. Das ist natürlich eine Herausforderung. Übrigens auch so ein Wort, das sehr gern verwendet wird. Es gibt keine Probleme mehr, nur mehr Herausforderungen. Klingt positiver, heißt das gleiche. Die Krankenpflegerin ist wieder negativ, sie hatte keine Symptome und musste zwei Wochen daheimbleiben.

Quarantäne. Die Besserwisser kontrollieren gern, ob man das Wort richtigerweise mit K ausspricht, also *Karantäne*. Eigenbrötler bevorzugen als Synonym das alte Wort Kontumaz. Macht die Situation auch nicht heimeliger. Und die Lage nicht lustiger. Familien hocken teilweise auf engstem Raum, die Mutter gestresst, der Vater auf Kurzarbeit und das Kind im Internet. Die Zeit zerdehnt sich bis zur Unerträglichkeit. Menschen gehen raus, müssen raus, weil sie in der Isolation durchdrehen.

Der Mensch kann auch an Verzweiflung sterben.

Wir meinen, es ist wichtig, dass man die alten Menschen schützt und das Konzept mit der Ausgangsbeschränkung nur solange verfolgt, bis sich eine Besserung abzeichnet. Grund für die Abschottung ist die rasante Verbreitung des Virus, das wissen wir. Für eine

Epidemie ist die alles entscheidende Größe der Replikationsfaktor R_0.

Dieses R_0 zeigt, wie viele Menschen eine infizierte Person von sich aus ansteckt, den Faktor der Weitergabe. Das Teuflische an der Sache ist, dass der Verlauf nicht linear, also langsam und nachvollziehbar von einem zum nächsten verläuft, sondern exponentiell, unkontrolliert. Bei anfänglichen, in China angenommenen Werten von R_4 heißt das: Ein Kranker, vier Kranke, sechzehn, vierundsechzig, zweihundertsechsundfünfzig, eintausendvierundzwanzig, ... Die Kurve schießt nach oben, die Zahl der Kranken und auch der Toten schnellt hoch. In Österreich hat sich der Wert im März alle zwei Tage verdoppelt, sprich R_2. Ist der Faktor R kleiner als 1, klingt eine Epidemie wieder ab.

Eine andere Strategie, wie sie beispielsweise Großbritannien am Anfang angelegt hat, ist, die Verbreitung bewusst in Kauf zu nehmen, um die sogenannte Herdenimmunität früher zu erreichen und das reguläre Leben wieder aufzunehmen. Die Strategie der Sorglosigkeit hat einen Nachteil: Sie beschleunigt das Infektionsgeschehen, statt es zu verlangsamen, und erhöht damit das Risiko, dass viele schwere Fälle auf einmal die Intensivstationen bevölkern. In Grippezeiten heikel. Der Shutdown ist nichts anderes als eine Verzögerungstaktik der Ansteckung. Um das System nicht zu überfordern oder zum Einsturz zu bringen.

Nachdem die Exponentialkurve der Ansteckung abgeflacht war, wurden die Restriktionen gelockert, nicht zuletzt, um das soziale Gefüge und das Gesundheitssystem aufrechtzuerhalten, das wirtschaftliche Überleben sowieso. Mitte April wollte sich die Regierung nicht mit konkreten Zahlen festlegen, ab wann die Situation deeskaliert. Der Osterhase brachte Schutzmasken und langsam ein Aufatmen.

Erste Studien der Uni Wien ergaben, dass ein wesentlicher Überträger des Coronavirus das Gesundheitspersonal selbst ist. Sie sind sogenannte *Superspreader*. Was logisch ist. Sie haben direkten Kontakt zu den Kranken.

Das Problem bei der COVID-Primärversorgung ist, dass keine Strukturen vorhanden waren. Es wurden Turnusärzte für das System rekrutiert und Ärzte mit Jus practicandi aus allen Abteilungen verpflichtet. Lungenärzte sahen sich nach ersten Anlaufschwierigkeiten in der Primärverantwortung bei der COVID-Versorgung. Wir haben an all diesen Punkten entsprechend gesteuert. Es braucht schnelle Reaktionen in Spitälern. Es ist, als operierten wir am offenen Herzen, bei jeder Maßnahme, die wir setzen. Natürlich, auch Ärzte sind nicht frei von Egoismus und Existenzangst. Es ist erschreckend, wie einige Abteilungen sich dezent zurückziehen und sich eine Hysterie breitmacht. Anfangs bemerkten wir ein generelles Unbehagen bei fast allen Medizinern, mit denen wir arbeiten. Einen Pesthauch, der das Krankenhaus umweht.

Das Gefühl ist aber künstlich erzeugt und geschürt wie ein Feuer im Kamin. Es zieht kein Todesvirus wie Ebola über Österreich hinweg und hinterlässt eine Autobahn an Leichen. Aber solange es keine Therapie und Impfung gibt, bleibt die Gefahr des Coronavirus bestehen. Am Beispiel Klagenfurt können wir sagen: Es waren im April über 700 stationäre Betten und rund 90 Intensivbetten frei, und es ist glücklicherweise zu keiner Unterversorgung gekommen. Bis Mitte April hatten wir in Kärnten zugleich maximal 13 COVID-positive Intensivpatienten und 21 stationäre Patienten. Das spiegelt auch wider, dass wir genug Krankenhausbetten haben, um im Krisenfall rasch handeln und entsprechend notwendige Kapazitäten zur Verfügung stellen zu können. Andererseits haben wir keine eigene Klinik oder zumindest eine Station für Infektionserkrankungen. Wie in der Zeit nach dem Zweiten Weltkrieg, wo es eine eigene Tuberkulosestation gegeben hat. Dieses Konzept wurde als überholt betrachtet. Wir denken, es ist wieder an der Zeit, über solche Spezialkliniken laut nachzudenken. Hierin sollte das System in weiser Voraussicht investieren. Die nächste Pandemie kommt bestimmt.

Die Erregung an der Endzeit führt unserer Meinung nach nicht zu einer sozialen Stärkung, was gerne gepredigt wird, sondern vielmehr zu einer sozialen Verarmung der Gesellschaft. *Social distancing* im ganz großen Stil. Immer noch werden durch unterschiedlichen Föderalismus Maßnahmen falsch getroffen, wie in Tirol, wo die Politik langsam reagiert hat. Erst hat man wohl wegen des Tourismus gewartet und dann die Verschärfungen vorgebetet, Ausgangssperre, liebe Tirolerinnen und Tiroler.

Bei uns im Spital sind im März zwei Menschen gestorben, die COVID-positiv waren. Wir hätten schreien können: Wieder zwei Corona-Tote! In Wahrheit hatte der eine Patient, er war Mitte fünfzig, eine Lungenfibrose, also eine schwere Krankheit. Der Mann wollte nicht intubiert, sprich beatmet werden, weil er wusste, dass es nichts mehr bringen würde. Corona hat diesen Patienten nicht gekillt. Jeder Keim hätte genügt, um seine Lebensflamme auszulöschen.

Die zweite sogenannte Corona-Tote war eine 91-jährige Dame. Sie hatte einen gütigen Blick und war zufrieden mit ihrem langen Leben. Sie lächelte die Krankenschwestern immer an. Zum behandelnden Arzt sagte sie: »Danke, Herr Doktor. Sie müssen sich nicht so anstrengen.« An einem Mittwoch um halb sieben hörte ihr Herz einfach auf zu schlagen.

Bei den intensivmedizinisch behandelten COVID-19-Patienten ist nach aktueller Datenlage mit einer Sterblichkeit von dreißig bis siebzig Prozent zu rechnen. Man stirbt auch an Corona. Das ist kein außergewöhnlich hoher Wert bei älteren Leuten mit schwerem Akutem Atemnotsyndrom; wir nennen das ARDS – Acute

Respiratory Distress Syndrome. Überlebende leiden an den üblichen Folgen einer langen Intensivbehandlung.

Bitte verstehen Sie uns nicht falsch. Es ist tragisch, wenn Menschen an COVID-19 sterben. Man kann sich vom Patienten nicht mehr verabschieden. Es zeigen sich häusliche Tragödien, und es kommt beim Tod zum abrupten Bruch der Beziehung. Der geliebte Mensch ist einfach weg, aus dem Leben gerissen, für immer fort. Wir Ärzte gehen da in eine andere Richtung, wenn wir fordern: Wir müssen den Tod wieder ins Leben zurückbringen. Er gehört dazu. Hier pfuscht uns das Virus hinein und macht die Rechnung kaputt. Der Mensch wird in einen Sack gesteckt. Es gibt keine Verabschiedung mehr, keine Besuche. Keinen Übergang in etwas anderes, vielleicht Höheres, das durch die Verabschiedung eingeleitet wird.

Wir haben das selbst erlebt. Unser Zentralbetriebsrat ist gestorben. Das Begräbnis fand mit nur fünf Personen statt. Es wären viel mehr Leute gekommen, aber es war verboten. Wir konnten nicht adieu sagen. Nur im Stillen. In sicherer Distanz und Abgeschiedenheit. Was hätten wir tun sollen, eine WhatsApp-Gruppe gründen? Wir sagen: Der Tod wird durch das Virus abstrahiert.

Auch auf unserer Intensivstation konnte sich ein Angehöriger eines COVID-Patienten nicht mehr vom Sterbenden verabschieden. Der Sohn wurde dadurch traumatisiert, was wir in Einzelgesprächen bearbeiten konnten. Wir haben auf diesen Fall reagiert und mit unserem Hygieniker ausgemacht, dass sich Menschen zum Verabschieden in den Hochsicherheitsbereich einschleusen dürfen. Um sehr wohl Abschied zu nehmen.

Die Frage ist: Wie weit und wie lange kann eine Gesellschaft ihre individuellen Bedürfnisse den Zielen der Politik, der Allgemeinheit unterordnen? Und wo sind die Grenzen, wenn die individuellen Bedürfnisse nicht nur kurzzeitig ausgesetzt sind, sondern die Psyche langfristig malträtiert wird? Wie bei Leuten, die an einem posttraumatischen Stresssyndrom leiden, nachdem sie dem Krieg entkommen sind. Wie viele Leute haben denn jetzt schon eine Wut im Bauch, die da drinnen brodelt und bloß ein Ventil sucht, über das sie hinauskommt? Der Druck im Schnellkochtopf erhöht sich. Selbst wenn die Einschränkungen gelockert sind und das Leben da draußen wieder aufblüht.

Es geht unterdessen in der Gesellschaft nicht mehr um das reine Verbot. Sondern um Privilegien. Wenn ich etwas nicht darf, warum darf das der andere? Warum wurde das Reiten verboten? Wenn alle anderen Ausgangsbeschränkung haben, warum soll man überhaupt ausreiten? Die Leute schauen sich gegenseitig auf die Finger. Wer fährt U-Bahn, wer Bus? Warum? Wer trägt keine Maske? Wer greift im Supermarkt das Brot ohne Handschuhe an? Wem geht's besser, wem geht's schlechter? Wer darf wann aufsperren, wer darf wo Urlaub machen? Masken beim Frühstück im Hotel? Gibt es noch Buffets? Oder Leute, die im Fitnesscenter trainieren und dann ins Dampfbad oder in die Sauna gehen? Gibt es private Clubs? Wer genießt Vorzüge, die nicht sein dürfen, und warum? Wer darf aus den Fördertöpfen naschen, wem sind sie verwehrt? Die Gesellschaft verliert das Gleichheitsgebot. Und die Toleranzgrenze.

Für Ärzte wird es in Zukunft eine andere Art der Klassifizierung von Notfallpatienten geben, wenn sie ins Krankenhaus eingeliefert werden. Man nennt dieses System der Schnelleinteilung *Triage*. Bislang war entscheidend, ob der Patient eine offene Wunde hatte oder nicht. Die Triage war demnach blutig/unblutig. In Zukunft wird die Triage thematisch ausgeweitet werden müssen: infektiös/nicht infektiös und erst dann blutig/unblutig.

Die allgemeine Verunsicherung führt außerdem dazu, dass in der Nacht weniger Akut-OPs durchgeführt werden. Hier stellt sich eine Grundsatzfrage: Haben wir bislang zu viel operiert? Bestimmt das Angebot die Nachfrage? Eigentlich müsste die Zahl der Akut-OPs gleichgeblieben sein. Es gibt aber deutlich weniger Eingriffe. Oder gehen Menschen jetzt nicht mehr rechtzeitig ins Krankenhaus, und es kommt zu Langzeitfolgen?

Botox und Schönheits-OPs müssen halt warten.

Auf der anderen Seite kommt es zur Unterversorgung, was die Schmerztherapie betrifft. Wir Ärzte haben gehört, dass Menschen jetzt lieber starke Schmerzen aushalten, bevor sie aus dem Haus und ins Krankenhaus gehen. Weil sie Angst haben, sich mit dem Coronavirus anzustecken.

Zunehmend bedrohlich ist ein anderer Umstand: Pharmafirmen können manche Präparate nicht mehr liefern. Zum Beispiel gibt es beim Blutdrucksenker Trandate einen Totalausfall.

Der Vertreter von Aspen Pharma Ireland schreibt in einer Mail: »*Leider müssen wir Ihnen mitteilen, dass die Produktion von Labetalol-Hydrochlorid bei einem Fremdhersteller in Italien eingestellt werden musste, was zu einem Lieferausfall im gesamten europäischen Markt führt, respektive führen wird. Der Produktionsaufbau mit entsprechender Wiederbelieferung ist leider erst ab Januar 2021 zu erwarten.*«

Jetzt lässt sich das verschmerzen, das Spital kann zu anderen Präparaten greifen, aber – weitergedacht: Was passiert, wenn andere Arzneien nicht mehr vorhanden sind?

Aktuell verhält es sich so mit dem Schlaf- und Beruhigungsmittel Sedalor. *Bis auf Weiteres nicht lieferbar.* Es gibt am Markt aber kein anderes Präparat mit dem Wirkstoff Lormetazepam.

Paracetamol, ein schmerzlindernder und fiebersenkender Arzneistoff, in Indien produziert, dürfte bald nicht mehr erhältlich sein, weil die Produktion nicht gesichert ist und es kein Werk in Europa gibt.

Ebenfalls in Indien, in Hyderabat, werden die meisten Antibiotika für den Weltmarkt hergestellt. Angenommen, das Coronavirus greift dort um sich und legt die Produktionsstätten lahm. Das erzeugt in ein paar Monaten Engpässe bei allen Antibiotika weltweit. Und dann gibt es parallel zum Ausfall der Heilmittel neue multiresistente Keime, die sich rund um den Globus verteilen. Keime, gegen die sich das Coronavirus wie ein Aprilscherz ausnimmt.

Aus diesen Gründen müssen wir vorsorgen. Wir brauchen einen Masterplan. Um für die Zukunft gewappnet zu sein.

Hier ist er.

ALLE MENSCHEN MÜSSEN VORSORGEN

Es beginnt mit den zwei einfachsten Dingen der Welt. Ernährung und Bewegung. Wer Sport macht, durchaus moderat, aber regelmäßig, lebt länger. Wer sich ausgewogen ernährt, lebt länger. Punkt. Der Mensch ist aufgerufen, Selbstverantwortung zu übernehmen. Für sein Leben.

Wir leben in einem Gesundheitssystem, das die Reparaturmedizin fördert. Wie bei einem Auto. Wenn ein Teil scheppert oder kaputt ist, geht man zum Arzt oder ins Spital und erwartet, das es schnell und bestmöglich repariert wird. Die Denke muss sich komplett ändern. Der Blickwinkel ist verkehrt. In Zeiten von COVID gibt es das beste Heilmittel längst schon: das eigene Immunsystem. Es ist das Schutzschild, der Harnisch, der den Menschen vor Angriffen von außen bewahrt.

Laufen ist so simpel und gleichzeitig so unglaublich effektiv. Schuhe anziehen, los. Niemand braucht einen Wettlauf gegen die Zeit zu machen. Joggen, einfach so, dass einem nicht seitlich die Zunge heraushängt wie einem Golden Retriever im Sommer. Das ist das erste Rezept, das wir Ihnen aufschreiben. Stempel drauf, Unterschrift, mit freundlichen Grüßen, Ihr Professor Likar & Kollegen.

Der Trick ist die Biochemie dahinter. Wenn sich der Mensch bewegt, werden im Körper Interleukine moduliert. Ein Interleukin ist ein sogenannter Entzündungsmediator. Wir Ärzte setzen dann noch Bezeichnungen wie *inflammatorisch* dazu. Einfach erklärt, erzeugen Interleukine Entzündungen. Beim Sport senkt sich dieser Wert. Die Interleukine gehen sozusagen runter. Wichtig ist, dass man sich im aeroben Bereich bewegt, also nicht übertreibt. Erreicht man die anaerobe Schwelle, löst das im Körper eine Sauerstoffunterfunktion aus, was die Interleukine wiederum ärgert und aufmarschieren lässt. So kann man auch das Immunsystem trainieren.

Balance. Ausgewogene Ernährung und Bewegung. Man kann es nicht oft genug sagen.

Die ersten Studien zeigen: Hauptrisikofaktoren für einen schweren Verlauf von COVID-19 sind Adipositas, Übergewicht. In Kombination mit einem angeschlagenen Immunstatus, beispielsweise durch Diabetes und Bluthochdruck, erhöht es das Risiko, für Corona empfänglich zu sein. Diese Faktoren sind für das Virus wie eine Einladung mit offener Tür.

Prävention auf individueller Basis beginnt bei jedem selbst. Die Menschen müssen sich durch Vorsorge wappnen. Eigeninitiative ergreifen. In den Spiegel der Gesundheit schauen. Für einen ausgewogenen Immunstatus brauchen wir Vitamin C, Zink und auch gern Vitamin D. Immer wieder. Der Mensch ist kein Murmeltier. Wir können keine Vorräte anlegen, wir haben keine Reservoirs.

Vitamin D ist nicht nur wichtig für den Calciumstoffwechsel und somit für die Knochenqualität, es hat weitere wichtige Funktionen. Vor allem für die Muskulatur und auch für das Immunsystem ist es von großer Bedeutung. In der kalten Jahreszeit treten vermehrt Grippe- und Erkältungskrankheiten auf. Das ist auch die Zeit, wo sich der Vitamin-D-Mangel bei den meisten Menschen zeigt.

Vergessen Sie nicht, spätestens ab Herbst und den ganzen Winter hindurch Vitamin D einzunehmen. Wird Ihnen helfen.

Bei einer Untersuchung am Klinikum Klagenfurt im Jahr 2018 von 172 älteren Patienten mit sogenannter hüftnaher Fraktur, also einem Oberschenkelhalsbruch, hatten 117 einen ausgeprägten Vitamin-D-Mangel, das sind 68 Prozent. Sieben von zehn. Von jenen Patienten, die vor dem Bruch regelmäßig Vitamin D eingenommen hatten, hatten nur zehn Prozent einen Mangel. Und alle Patienten, die ausreichend Vitamin D zu sich genommen hatten oder es während ihres Krankenhausaufenthaltes erhielten, zeigten deutlich bessere Ergebnisse hinsichtlich ihrer Mobilität. Sie konnten schneller wieder gehen.

Wichtig ist auch, den Körper innerlich zu reinigen. Intervallfasten zum Beispiel. Unser Kollege Professor Johannes Huber hat das sehr gut im Buch *Die Anti-Aging-Revolution* erklärt. Wenn man fastet, aktiviert das im Körper sogenannte Makrophagen. Das sind Fresszellen, die den ganzen inneren Unrat wegfuttern. Spermidin erzeugt diese Wirkung übrigens auch. Lebensmittel mit hohem Spermidingehalt sind: Weizenkeime, Cheddar (12 Monate gereift), Nüsse, Mango und Äpfel. In gekochtem Zustand: Kräuterseitling, Natto, Pilze, Erbsen, Brokkoli, Karfiol, Knoblauch, Spinat und Sellerie. Wir empfehlen immer, zu lokalen Produkten zu greifen. Es braucht im Waldviertel keine Linsen aus China. Und bitte keine Hamsterkäufe. Die Bedrohung, der wir ausgesetzt sind, ist nicht atomar oder chemisch, sondern biologisch.

Es braucht einen flächendeckenden Plan, der den Menschen klarmacht: Jeder muss mitmachen. Jeder muss vorsorgen. Vier Eier mit Speck in der Früh, zu Mittag eine knusprige Stelze, am Abend ein Schnitzerl mit Vogerlsalat oder doch eine Pizza Cardinale und vor dem Schlafengehen Chips oder besser eine Leberkässemmel plus Verdauungsschnaps – und dann wundern, wenn die inneren Werte in den roten Bereich knallen.

Bitte nicht die Augen verdrehen. Rudolf Likar isst gern einmal einen Bauernspeck. Sein Kollege Georg Pinter ist Vegetarier, rügt aber nicht, wenn jemand ein zartes Lamm auf dem Teller seziert. Co-Autor Herbert Janig ist auch nicht wirklich ein Kostverächter, der sich bis zur Selbstaufgabe kasteit. Steht er vor der Wahl Filetsteak oder Heilbutt, gewinnt das Rind. Natürlich sündigt man da und dort mit einem Glas Wein, aber nicht täglich. Balance. Die Kunst, die Dinge auszutarieren. Ich kann auch ein paar Kilometer wandern gehen und mich dann zum Heurigen setzen.

Wichtig ist außerdem, auf den Schlaf zu achten. Im Schlaf wird Melatonin freigesetzt. Lassen Sie den Fernseher abgedreht, wenn Sie einnicken. Das blaue Licht, das abstrahlt, lässt die chronobiologisch beeinflussten Zellen in Ihrem Körper glauben, es sei schon Tag. Das verstellt die innere Uhr und macht den Menschen unrund.

Nächster Pfeiler, auf dem die innere Abwehrkraft fußt, ist die Psychohygiene. Die Frage, in welchem psychischen Zustand sich der Mensch befindet. Der globale Schock seit Ausbruch des Coronavirus hat die drei größten Giftstoffe der Welt ausgelöst. Angst. Unsicherheit. Verzweiflung. Das Trio infernale für die Seele. Die multimediale Panikmache wird sich ohne Frage auf das Immunsystem aller Menschen auswirken. Permanent schlechte Nachrichten lösen Schlafstörungen aus, Essstörungen. Eines zahnt in das andere. Das fragile Gefüge des Geists wird irritiert. Wie eine Mauer, die mit Spitzhacken bearbeitet wird. Irgendwann beginnt sie zu bröckeln. Und irgendwann stürzt sie ein. Auch hier braucht es Balance. Psychische Ausgeglichenheit.

Wir reden von einer wissenschaftlich orientierten Medizin. Gesundheitstechnisch werden andere Parameter wichtig sein, als man sie bisher kannte. Es geht nicht darum, einmal im Jahr einen kleinen Check zu machen, ob die Blutfette eh okay sind, damit man weiter die Cheeseburger und die Spaghetti Carbonara in sich hineinstopfen und mit einem Humpen Bier runterspülen kann. Es geht um die einfache, aber wichtige Frage:

Was tun wir, um die Menschen zu stärken?

Stärkungen der Eigenmacht, Stärkung der Gesundheitskompetenz, Aktivierung der Lebenskompetenz, Stärkung der Immunität, auch durch komplementärmedizinische Maßnahmen. Nicht nur darauf warten, wann die Pharmaindustrie das nächste Pulver herausbringt, das den Fettgehalt senkt und den Bauch um einen Hauch abflacht. Wir brauchen angstreduzierende Trainings, um die Folgeerscheinungen nicht der Pandemie, sondern der daraus entstandenen Maßnahmen zu mildern. Meditationsübungen. Wir müssen den Weg ins Ich asphaltieren. Den Highway zum Herzen.

In der Krise wächst der Mensch. Aus sich heraus. Über sich hinaus.

Jede Krise birgt Chancen in sich. Jede Katastrophe gibt dem Menschen die Möglichkeit für einen Neubeginn. Vielleicht hat das Coronavirus das Ende des hemmungslosen Hedonismus eingeläutet. Womöglich gilt es, das Tempo zurückzunehmen und ein bisschen innezuhalten. Sich auf die wahren Werte zu besinnen, wenn auch erzwungenermaßen.

Der tschechisch-französische Schriftsteller Milan Kundera hat einen schönen Satz gesagt: »Um zu vergessen, werden wir schneller. Um uns zu erinnern, werden wir langsamer.«

Wir müssen uns erinnern, was wichtig ist im Leben. Zuneigung, Liebe, der Partner, die Familie, Zusammenhalt. Echte Gefühle, nicht gespielte Glückseligkeit und geheucheltes Klimabewusstsein, während vier Autos in der Garage stehen, man gönnt sich ja sonst auch alles. Uns scheint, als wäre die Gesellschaft entglitten. Schönheitskult stärkt das Immunsystem nicht, im Gegenteil. Wir müssen darauf schauen, dass sich das kollektive Bewusstsein ändert.

Gesundheit soll nicht etwas sein, das automatisch da ist, glücklicherweise vom lieben Gott geschenkt. Eine starke Pumpe, eine resche Konstitution, stramme Wadeln. Gesundheit verlangt nach einem holistischen, ganzheitlichen Ansatz. Wir können nicht Einzelheiten herausnehmen und sagen: Heute widmen wir uns der linken Niere, morgen kommt die Galle dran, und am Wochenende schützen wir sicherheitshalber die Leber. Der Mensch als Gesamtkunstwerk braucht eine 24-Stunden-Betreuung.

Das sollte schon im Kindesalter klar werden. Studien zeigen: Kinder bewegen sich zu wenig, besonders

Kinder aus einkommensschwachen Familien und Kinder in Städten. Sport gehört vermehrt in den Unterricht reklamiert; hier muss die Politik mehr Anreize schaffen. Man kann ganz leicht Akzente setzen und Aktionen ins Leben rufen, um gesundes Essen den Schülern schmackhaft zu machen. Chill, Bro.

Wer auf sich achtet, achtet auch auf andere. Rücksicht nehmen, einmal mehr Lächeln, anstatt grantig auf den Boden zu starren. Es ist so einfach. Mindfulness. Neudeutsch für Achtsamkeit. Leben im Hier und Jetzt. Das hat nichts mit esoterischer Verträumtheit und Om-Getue zu tun. Wir reden davon, dass die Leute, wenn sie draußen sind, keine Vögel mehr zwitschern hören. Sie sehen keine Wiesenblumen. Sie schätzen die Natur nicht. Die Natur ist da, eh schön.

Am Beispiel Venedig hat sich gezeigt, wie schnell sich etwas ändern kann. Am Canale Grande konnte man auf einmal bis auf den Grund sehen. Das Wasser war wieder klar, weil keine Schiffe fuhren. Delfine zogen ihre Bahnen, sprangen aus den Wellen und tauchten wieder ein.

Das Virus gibt der Natur die Chance.

Aber auch den Menschen. Ergreifen wir sie.

IMPFPFLICHT, NACHSCHUB UND INFEKTKLINIKEN

Ein Arzt, der nicht grippegeimpft ist, agiert fahrlässig. Wir kennen viele Mediziner, männlich wie weiblich, die die Allgemeinheit gefährden, indem sie sich nicht selbst schützen. Das ist eine rigide Laissez-faire-Denke, die vermittelt: Geh bitte, komm, übertreib nicht, mein Lieber. Weißt eh. Dieser Schlendrian kostet Leben. Wir haben zu viele Menschen auf der Intensivstation sterben gesehen.

Nach der Prävention auf individueller Basis braucht es Prävention aus struktureller Sicht. Die Frage lautet: Ist das Individuum bereit, sich der Gesellschaft unterzuordnen? Verzichte ich auf die freie Wahl, mich zum Beispiel gegen Influenza impfen zu lassen – zum Wohl der Allgemeinheit?

Wir sagen: ja.

Eine Impfpflicht gegen Grippe muss her, zumindest für alle Menschen, die im Gesundheitsbereich arbeiten. Ein Pfleger, der kranke Pensionisten wäscht, darf keine Virenschleuder sein. Eine Krankenpflegerin, die einem Buben das Schmerzmittel verabreicht, darf ihn nicht anhusten. Und ein kranker Arzt, der sich mit Fieber zur Visite schleppt, kann eine Gefahr für andere sein. Eigene Ignoranz darf nicht andere beeinträchtigen.

Der Mensch hat eine Verantwortung gegenüber der Allgemeinheit.

Es wird voraussichtlich noch dauern, bis eine probate Impfung gegen Corona auf dem Markt erhältlich ist. Vor allem wird es dauern, bis es wasserdichte klinische Studien gibt, dass dieses Mittel auch keine Nebenwirkungen hat, die vielleicht schlimmer sind als die Krankheit selbst. Diese Fakten müssen empirisch belegt sein. Mit der Lupe der Wissenschaft erforscht. Alles andere ist ein Vabanque-Spiel, schlimmstenfalls ein russisches Roulette.

Aber dort, wo wir wissen, dass Impfungen schützen, müssen wir handeln. Hepatitis ist keine Strafe Gottes. Impfen hilft dagegen. Eine Enzephalitis nach einem Zeckenbiss? Dagegen hätte eine Injektion geholfen. Wie auch immer, der Mensch muss nicht mit Seren vollgepumpt sein, bis er zum sprechenden Antikörper wird. Worum's uns geht, ist die Tatsache, dass man das Risiko der Ansteckungsrate minimiert. Bei Influenza würde es per gesundheitspolitischer Verordnung die Zahl der Erkrankungen senken. Schon bei der nächsten Grippewelle, und die kommt wie das Amen im Gebet. Heuer sicher wieder. Das versprechen wir Ihnen.

Dasselbe gilt für Schulen und Universitäten, damit nicht jeden Winter unsere Krankenhäuser durch Grippewellen an den Rand der Dekompensation getrieben werden.

Grund für den Shutdown in der Corona-Krise war die Angst, dass die blitzschnell steigende Zahl der COVID-19-Patienten die Spitalsbetten beansprucht, in denen viele andere, unter anderem auch Grippepatienten liegen. Die Taktik der Politik sah vor, das Coronavirus insofern im Zaum zu halten, dass kein überschießender Ansturm von COVID-19-Patienten die Versorgung in den Spitälern gefährdet. So war die Versorgung in den Spitälern gewährleistet.

Hinzu kommt die Tatsache, dass wir in Österreich ein wirklich gutes und vor allem intaktes Gesundheitssystem haben. Fehlerhaft ja, aber wo ist es das nicht. Das Problem liegt eher in der Logistik. Im Nachschub. Vorsorgen. Schutzmaßnahmen ergreifen, um die strukturelle Integrität zu wahren. Drei Dinge stehen auf dem Einsatzplan.

Personalressourcen.

Materialressourcen.

Bettenreserven.

Wir können nicht hergehen und zweitausend neue Ärzte aus dem Hut zaubern. Wir können auch kein Spital in zehn Tagen hochziehen, wie das die Chinesen eindrucksvoll vorgezeigt haben. Aber was wir können, ist das Medizinstudium reformieren. Die Jungärzte zu guten Ärzten ausbilden. Wir denken da auch an eine leichte Lockerung der Prüfungszulassung. Hat sich ein junger Zivildiener in der Corona-Krise Meriten verdient, indem er zum Beispiel Sonderschichten gearbeitet hat, und will dieser junge Mann dann später Medizin studieren, sollte ihm sein Einsatz für die Allgemeinheit angerechnet werden. Er hat sich da draußen schon bewährt.

Wir haben auch eine Riege von Doktoren geschaffen, die die Patienten nicht mehr angreifen. Viele handeln aufgrund von Laborwerten, Zahlen und Auswertungen. Der Mensch ist keine Tabelle, kein PH-Wert und auch kein Tumormarker. Aus Furcht vor falschen Entscheidungen und insbesondere aus Angst vor rechtlichen Konsequenzen halten sich Ärzte strikt an Leitlinien und verlieren dabei das Wesentliche: den Blick auf den Patienten.

Wir brauchen mehr Ärzte, ja. Es lässt sich aber nun mal kein Schuster in einem WIFI-Schnellkurs zum Orthopäden umlernen.

Die Frage lautet: Wie setze ich Ärzte am besten ein?

Hat das System für Ausgewogenheit gesorgt? Gibt es genug Spezialisten in allen Fachbereichen? In der Virologie? In der Epidemiologie? In der Pulmologie? In der Chirurgie? Man lässt sich auch in der Not nicht gerne von einem Internisten operieren. Da schwitzen beide, Arzt und Patient.

Wahlärzte zum Beispiel haben während der Corona-Krise ein Problem. Wenn die Leute kein Geld haben, wird es schwierig, bis zu dreihundert Euro in der Stunde zu verlangen. In letzter Zeit ist die Zahl der Wahlärzte deutlich gestiegen und die Zahl der Kassenärzte ist in Relation dazu gesunken. Klar, ein Privatarzt hat weniger Stress und mehr Gewinn.

In prosperierenden Zeiten ist das alles in Ordnung, jeder soll sich sein Fach aussuchen können, jeder seinen Weg einschlagen, ob Beautydoc oder Komplementärmediziner. In der Krise haben Wahlärzte sogar um Unterstützung angesucht. Man möge ihnen helfen, jetzt, wo die Leute den Privatordinationen fernbleiben und nur mehr Leistungen durchgeführt werden dürfen, die notwendig sind. Praktische Ärzte, die auf die eCard ihrer Patienten wie auf einen Bissen Brot angewiesen sind, stößt das Handaufhalten ihrer Kollegen sauer auf.

Verluste zu sozialisieren und Gewinne zu privatisieren. So kann es nicht weitergehen!

Genau hier muss das Gesundheitssystem als Korrektiv und Regulativ eingreifen. Alles eine Frage der Steuerung.

Und es ist auch eine Frage, *welche* Schwerpunkte dieses Gesundheitssystem setzt.

Ist Komplementärmedizin tatsächlich wichtiger als Präventivmedizin?

Bringen Globuli mehr als frische Luft?

Helfen Schüßler-Salze besser als ein Spaziergang an der Alten Donau, Hand in Hand mit dem Partner?

Alles hat seine Berechtigung, keine Frage, Placebos helfen auch. Der Glaube an die Heilung kann Geldberge versetzen. Jetzt aber ist es an der Zeit, mit Augenmaß und Kalkül auf die Sachlage und in die Zukunft zu schauen. Um vorzubauen und sich vorzubereiten, auf das, was unweigerlich kommt. Auf die nächste Welle.

Dazu braucht es Materialressourcen. In der Corona-Krise hat sich gezeigt, das hier eben nicht vorgesorgt wurde. Normalerweise bestimmen Einkäufer Menge und Preis, die Waren wechseln den Besitzer, auf zur nächsten Agenda. Im Tornado von Corona war der Preis plötzlich egal. Hauptsache, die Ware war erhältlich. OP-Masken, die man sonst um ein paar Cent das Stück bekommt, wurden über Nacht zwischen fünfzig Cent und einem Euro angeboten. Die nächstbesseren Masken der Kategorie FFP2 schnellten hoch von zwei Euro auf 4,70 das Stück, netto. Und das Topmodell der Kategorie FFP3, sogenannte 3M-Masken mit hundertprozentigem Filterschutz, wurde bei einer Abnahme ab 100.000 Stück um 8,20 gehandelt. Netto. Zahlbar mit Vorauskasse. Das heißt, der Kunde muss eine Million Euro an einen nicht näher bekannten Anbieter überweisen, in der Hoffnung, dass die Ware nicht am Zoll hängen bleibt oder auf andere Art in dunklen Hallen verschwindet.

Die Regierung hat im Eiltempo Hilfe aus China bekommen. Nicht zuletzt, weil Österreich China Spendenhilfe zukommen ließ, als das Coranavirus in Wuhan um sich gegriffen hatte. Jetzt haben heimische Betriebe umgestellt und produzieren Masken wie Kaisersemmeln.

Was lernen wir aus der Materialknappheit? Wir müssen strukturell vorsorgen. Masken, Schutzausrüstung und Tests auf Vorrat einkaufen.

Allerdings war das bislang nicht möglich, weil die finanziellen Posten nicht freigegeben wurden. Aus Gründen der Effizienzsteigerung und Gewinnmaximierung. Ökonomen greifen sich schockiert an den Kopf: Zu viele Bestellungen! Zu viele Betten! Wer braucht denn so was! Sie zücken den Rotstift und streichen Posten durch. Hier gehört eingespart, dort reduziert, Personal wird abgebaut, Abteilungen muss man schließen. Falsch.

Fakt ist: Wenn ein Spital zu stark ausgelastet ist, nimmt die Flexibilität ab, Teams werden überlastet und Patienten zu früh entlassen.

Ein Krankenhaus ist nun einmal kein Hotel, bei dem die hohe Auslastung ein Zeichen für Budgetsicherheit ist. Oder gar ein Garant für Qualität.

Angenommen, zwei Busse krachen gegeneinander, und es gibt auf einen Schlag neunzig Schwerverletzte. Für solche Notfälle muss man gerüstet sein. Mit der Arbeit im Krankenhaus ist das so wie bei der Feuerwehr: Du weißt nie, wann es brennt.

Im Endeffekt entspricht es unserer täglichen Wahrnehmung, dass mit zunehmender Auslastung von Betten, Plätzen und Kapazitäten im Krankenhaus Engpässe entstehen, die zur Folge haben, dass man nicht mehr improvisieren oder kompensieren kann. Bei einem unvorhergesehenen Anfluten von Patienten wie bei einem Großereignis, einer Grippewelle oder Corona kann das System leicht ins Schwanken kommen. Krankenhauspersonal gerät unter Druck, das Entlassungsmanagement wird massiv gestört, was wiederum zu Nachteilen für die Patienten führt. Etwa in Form von vorzeitigen Entlassungen, die den sogenannten Drehtüreffekt erzeugen, der immer wieder angesprochen, aber nie wirklich gemessen wird. Bedeutet: Ein Patient wird zu früh entlassen und am nächsten Tag wieder ins Spital eingeliefert. Wie bei der Drehtür im Fünf-Sterne-Hotel. Nur steht da kein Concierge, der den Hut zieht. Sondern ein Oberarzt, der den Kopf schüttelt.

Die österreichischen Krankenhäuser sind auch aus anderen Gründen überfüllt. Der Steuerzahler geht davon aus, wann immer sie oder er will: Ich gehe jetzt ins Spital. Dafür zahlt man jede Menge Sozialversicherung und Steuern. Ob der Spitalsbesuch gerechtfertigt ist oder nicht, wird nicht überprüft oder gar hinterfragt. Alle Kosten gehen zu Lasten der Krankenhäuser: Aufenthalt, Bett, Verköstigung, Behandlung, Präparate, Personal, Strom, Heizung, alles.

Auf der anderen Seite: Krankenhäuser nehmen Menschen *freiwillig* zur Gesundheitsvorsorgeuntersuchung auf, um die Auslastungszahlen künstlich in die Höhe zu treiben und so die Leistungskosten abdecken zu können. Obwohl niedergelassene Ärzte diesen Check genauso gut und viel billiger und ambulant durchführen könnten. Hier werden statistische Zahlen verfälscht, um Budgets zu bekommen oder fürs nächste Jahr zu sichern. Verrückt, nicht?

Man darf nicht vergessen: Jedes Jahr sterben in Österreich rund 84.000 Menschen. Knapp die Hälfte in einem Spital. Und dort auch in Spezialstationen wie auf der Intensiv. Das passiert, obwohl laut Studien mehr als neunzig Prozent der Menschen lieber zu Hause Abschied nehmen möchten, im Kreis der Familie. Das ist ein grober Fehler im System. Einerseits die krankhafte Lebenserhaltung von Menschen. Andererseits die systemimmanente Erhaltung aufgeblähter Strukturen.

Das Gesundheitssystem setzt sich in Österreich aus rund 4.000 verschiedenen Finanzströmen zusammen, undurchschaubar selbst für Spezialisten. Tausende Budget-Kanäle und Hunderte Geldflüsse, die ineinander verschlungen oder lose miteinander verbunden sind, wie nicht kommunizierende Gefäße. Auf der einen Seite wird für Großinvestitionen viel Geld hinausgeworfen, auf der anderen Seite schütteln Manager den Kopf, sorry, heuer geht geldmäßig leider gar nichts …

Das Gesundheitssystem muss die Sparmeister an die Kandare nehmen, die schreien: Sparen, sparen, sparen! Wir haben kein Geld! Schwachsinn. In der Krise geht plötzlich alles. Doppelte Preise für Beatmungsgeräte? Passt.

Wir sind kein Interspar, kein Billa und auch kein Hofer.

Das Angebot darf sich nicht nach der Nachfrage richten. Das bedeutet: neu definierte Krisenbudgets, festgelegte Preise und Investitionen in Material, das man ganz sicher in den nächsten Jahren brauchen wird. Einkauf mit Weitblick. Medi-Shopping mit Einkaufsliste.

Und dann braucht es noch neue Infektkliniken, beziehungsweise Infektstationen in verschiedenen Häusern.

Diese Strukturen müssen regional geschaffen werden. Zurzeit gibt es in Wien eine Spezialklinik für Infektionskrankheiten – im Kaiser Franz Josef Spital. Corona-Patienten in einem normalen Spital zu versorgen, ist mit enormem Aufwand verbunden. Die Intensivstationen müssen speziell ausgerüstet sein, in den Isolierzimmern herrscht Unterdruck. So etwas lässt sich nicht bewerkstelligen, indem man die Tür fest ins Schloss drückt, die Fenster schließt und die Vorhänge zuzieht. Dafür müssen Vorkehrungen getroffen werden, die Zeit und Geld kosten.

Außerdem: Virologen, Epidemiologen, Infektiologen und Hygieniker bekommen einen neuen Stellenwert.

Nachdem der Ansturm kranker Patienten auf diese Spezialkliniken abgeflaut ist, sprich, für die Zeit nach dem Virus, können diese Häuser auf Minimalbetrieb heruntergefahren werden. Personelle Mindestbelegung, eventuell auch Forschung. Beim nächsten Ausbruch von Corona – oder einem anderen Virus – werden diese Infektkliniken auf Knopfdruck hochgefahren, und man hat im Nu Spezialstationen parat, die sonst erst mühevoll umgebaut werden müssten, wie das jetzt der Fall war.

Bei der nächsten Pandemie wird so aus einer Minimalklinik eine Maximalklinik. Vorsorge rettet Leben.

Trotzdem, die Politik hat gerade noch rechtzeitig reagiert und Mut bewiesen, in Zeiten einer schweren Krise Notmaßnahmen zu setzen. Das muss man anerkennen. Dazu kommt die gute medizinische Versorgung, derer wir uns in Österreich rühmen dürfen. Entscheidungswille und vor allem die strukturelle Beschaffenheit des Gesundheitswesens haben verhindert, dass Tausende Menschen sterben. Wie in Spanien. Wie in Frankreich. Wie in Italien. Wie in Großbritannien oder im Iran. In Österreich konnte man die Letalität, also die Sterberate unter den Infizierten, geringhalten. Bei rund drei Prozent, wenn die offiziell bestätigten Fallzahlen der Ansteckungen stimmen. Die Zahlen unterscheiden nicht zwischen mit oder durch COVID-19 verstorbenen Patienten. Das stellt der bundesweiten Krisenbewältigung ein ausgezeichnetes Zeugnis aus.

Nächster Punkt auf dem Einsatzplan struktureller Vorsorge: Errichtung von zentralen Notaufnahmen, die die Patientenströme rasch und effizient steuern können. Das verringert das Risiko für Fehleinschätzung und falsche Behandlung. Betrifft insbesondere geria-trische Patienten, aber auch Risikopatienten, die möglicherweise an übertragbaren Infektionen leiden.

Hier gilt: Diese zentrale Notaufnahme checkt rasch, als erste Anlaufstelle, genau jene Versorgungsstruktur, die der Patient tatsächlich benötigt. Die Maßnahme reduziert auch das Risiko, Krankenhauspersonal und andere Patienten anzustecken. Nachdem geklärt ist, um welches Problem es sich handelt, wird der Patient – ohne Umwege – auf die geeignete Struktur verlegt: eine Infektstation oder eine Coronaklinik.

Das setzt voraus, dass wir rechtzeitig wissen, wann der Sturm losbricht. Am besten im Voraus.

WIR BRAUCHEN EIN FRÜHWARNSYSTEM

Fehlmeldungen verschiedener Behörden sind misslungen. Ein Virus hält sich nicht an einen Maulkorberlass. Es sucht sich seinen nächsten Wirt auch ohne Erlaubnis. Je eher man den Outbreak identifizieren kann, den Ort des Ausbruchs, desto schneller lassen sich Maßnahmen ergreifen, um die Pandemie einzudämmen. Letztlich ist es ein Rennen gegen die Zeit, und das Virus legt immer die Bestzeit vor.

Eine globale Sensorik muss her, ein Detektorsystem in Form einer Einrichtung, die überstaatlich und unpolitisch ihre Fühler ausstreckt. Ein internationales Zentrum zur Erkennung von Epidemien, die sich zu Pandemien ausweiten könnten, muss her.

Eine Art Wetterstation für Viren, die alle Länder dieser Welt im Auge hat und als künstliche Intelligenz besondere Entwicklungen als Amplitude aus der Nulllinie der Normalität erkennt.

Permanent wird auf der Welt irgendetwas gemessen, Myriaden von Daten werden erfasst und analysiert. Homepages wie www.worldometers.info geben Auskunft über Weltbevölkerung, Wirtschaft, Gesellschaft, Medien, Umwelt, Ernährung, Wasserverbrauch, Energie und Gesundheit. Die Zahlen ändern sich in Echtzeit.

Wie viele Menschen an Hunger, Aids oder Autounfällen sterben. Wieviel Geld für Diäten oder Drogen ausgegeben wird. Wie viele Handys am Tag gekauft werden. Wie viele Zigaretten pro Tag verglühen.

Bündelt man diese Daten und lässt sie von Algorithmen auf virologische Masseninfektionen abfragen, ergibt das erste Hinweise am Beginn eines Ausbruchs. Nicht zuletzt durch das Nutzerverhalten der Leute bei diversen Suchmaschinen.

Wird an einem Tag oder in einer bestimmten Region vermehrt *Corona* oder *Medikamente gegen Grippe* oder *Was tun bei Husten und Atemnot* eingegeben, sollte zumindest eine erste Warnlampe im internationalen Seuchendetektorsystem aufleuchten und eine laufende Kontrolle nach sich ziehen, wissend, dass solche Systeme die Gefahr eher überschätzen. Aber doch, wie bei der Früherkennung einer Krankheit. So verhält es sich auch bei einem leichten Erdbeben. Seismische Aktivitäten werden auf der ganzen Welt festgehalten und auf weitere Anomalien überprüft.

So ein globales Frühwarnsystem existiert, allerdings funktioniert es nicht, wie Corona gezeigt hat. Das hat mehrere Gründe. Auch in China wurde vorerst regional nicht rasch genug gehandelt.

Aktiviert wurde der internationale Alarm erst im Jänner 2020 und blieb dann in der Behäbigkeit der EU stecken. Der Nachrichtendienst *Reuters* deckte auf, was geheime Dokumente zeigen: Die Mitgliedstaaten haben die Corona-Gefahr unterschätzt. Ende Jänner, vier Wochen bevor die Virus-Verbreitung europaweit eskalierte, bot die EU Hilfe bei der gemeinsamen Anschaffung von Schutzmasken, Testkits und Beatmungsgeräten an. Danke nein, brauchen wir nicht, war die Antwort aus den diversen Gesundheitsministerien an Brüssel, auch Österreich hat abgelehnt. »Alles unter Kontrolle«, wurde ins Sitzungsprotokoll eingetragen, »die Mitgliedstaaten sind auf hohem Niveau vorbereitet, die meisten haben Maßnahmen gesetzt.«

Am selben Tag waren in der chinesischen Provinz Hubei 60 Millionen Menschen isoliert.

Im März begannen alle zu begreifen und unruhig zu werden. Also doch was Größeres. Das Virus hatte sich seinen Weg über die Kontinente gebahnt. Erste Verdachtsfälle in Europa, Kanada, dann in den USA – bestätigt. Anstatt sich zusammenzuschließen, um der exogenen Gefahr gemeinsam entgegenzutreten, versuchten Regierungen im Alleingang, der Bedrohung Herr zu werden. Die Kontrolle der Binnengrenzen erschwerte den Handel mit Schutzmaterial, das dringend gebraucht wurde. Staaten entwickelten eigene Strategien. Wir lassen das Virus wüten, dann ist alles schneller vorbei! Nein, auf keinen Fall, wir müssen die Menschen isolieren! Nie und nimmer, das können wir nicht tun, wir müssen einen Mittelweg finden, sonst gibt es eine Rebellion! Kurzum: Chaos.

Weil es keinen internationalen Notfallplan gab, wie man mit so einer Situation umzugehen hat, kam es zu nationalen Lösungen. In Wahrheit waren das nationale Testlabors für die Zukunft.

Der Fehler lag nicht ausschließlich darin, dass die EU-Staaten Corona verschlafen haben. Es lag auch daran, dass die EU ihre Mitgliedstaaten bloß *aufgerufen* hatte, etwas zu tun. Im lautlosen Toben einer Seuche darf es keine Empfehlungen, Vorschläge, Ersuche oder Anregungen geben. Sondern Anweisungen. In einer Intensivstation wird auch nicht über den nächsten Urlaub des Schwerkranken parliert.

Die WHO hatte ausdrücklich vor dem Coronavirus gewarnt und die Situation in den Status einer Pandemie erhoben. Ohne Konsequenz. Wenn Damen in grauen Kostümen und Herren in blauen Anzügen mit Brüssel über Entscheidungshoheiten diskutieren, kann das dauern und den Blick aufs Wesentliche trüben. Notfall schaut anders aus.

Und das führt zu politischen Alleingängen, die zum Teil in einen Zickzackkurs ausarten. England wollte sich mit stolzgeschwellter Brust dem Virus stellen, alle sollten sich anstecken, fuck you, Großbritannien halte so etwas aus, außerdem schone das die Wirtschaft, bis, ja bis Boris Johnson selbst COVID-19-Patient wurde und die Rettung ihn ins Krankenhaus chauffiert hat. Auf einmal wurde politisch zurückgerudert und doch die eine oder andere Ausgangssperre verhängt. Schweden ging einen anderen Weg, nichts war konzertiert. Maßnahmen für Millionen von Menschen – dem Zufall ausgesetzt.

Man darf nicht seitens der EU *Hilfe anbieten*. Ein Schiff im Sturm braucht einen Kapitän, nicht zwanzig Matrosen, von denen jeder eine Idee hat. Einer ist vorne, sagt, wo's langgeht. Sonst regiert der Irrsinn. Im schlimmsten Fall nationale Gleichgültigkeit.

Siehe Beispiel 8. März 2020: In Spanien begingen Tausende Menschen auf der Straße den *Dia de la Mujer*, den Frauentag.

Am selben Tag wurden im Norden Italiens 13 Provinzen und die gesamte Lombardei abgeriegelt, dazu Sperrzonen mit eingeschränkter Mobilität eingerichtet, um die Ausweitung der Ansteckung zu verhindern und die überfüllten Krankenhäuser zu entlasten. 16 Millionen Menschen waren zu der Zeit betroffen. Am nächsten Tag hat Italien das ganze Land zur Sperrzone erklärt.

Ein weltweites Ampelsystem würde in Zukunft verhindern, dass in einem Land schon ein Ausnahmezustand herrscht und woanders die Menschen noch zu Tausenden auf der Straße sind.

Grün, alles in Ordnung, umarmt euch.

Gelb, Vorsicht, da kommt etwas auf uns zu, Abstand halten, der Notfallplan setzt ein.

Rot, alle Regler nach oben, höchste Alarmstufe, voller Einsatz auf allen Ebenen der Koordination und Kooperation. Die Überlebensmaschine läuft auf Hochtouren, und jeder weiß, was zu tun ist.

Auch das hat man schon seit hundert Jahren gewusst.

Als historisches Exempel dienen unterschiedliche Reaktionen amerikanischer Städte auf die Influenza-Pandemie von 1918, die Spanische Grippe. Während die Behörden in St. Louis bereits drei Tage nach dem Auftreten der ersten Fälle drastische Maßnahmen zur Eindämmung der Ausbreitung setzten – Schließung von Schulen, Kirchen, Theatern, Lokalen, Absage öffentlicher Veranstaltungen –, haben die Menschen in Philadelphia nach dem Ausbruch noch eine große Stadt-Parade durchgeführt und Schutzmaßnahmen erst zwei Wochen später getroffen. Die Folgen waren dramatisch: In St. Louis erreichte man eine Todesfallrate von 31 auf 100.000 Einwohner. Der Wert in Philadelphia stieg drastisch auf 257 pro 100.000 Einwohner. Sprich, es gab achtmal so viele Tote wegen einer Verzögerung von nur zwei Wochen. Als weitere Folge brach die Gesundheitsversorgung zusammen.

Pläne für Vorschau und Frühwarnung existieren in Österreich. Im Regierungsprogramm gibt es den Punkt Krisen- und Katastrophenschutz. Das Land soll ein gesamtstaatliches und ressortübergreifendes Lagezen-trum bekommen. Diese Schaltstelle soll Bedrohungen rechtzeitig erkennen und den Politikern konkrete Maßnahmen vorschlagen.

Solche Vorschläge fanden sich auch in Plänen früherer Regierungen, immer wieder, copy and paste. Das Lästige an einem Plan ist, dass er auch umgesetzt werden muss. Weil man mit Buchstaben in einer Agenda oder mit gelb markierten Wörtern in einem Einsatzpapier, das eine Bürokraft sorgfältig archiviert hat, keine Seuche bekämpft. Hier sind Taten gefragt. Die richtigen.

Und irgendwann, wenn der Sturm vorübergezogen ist, werden Politiker nicht umhinkommen, die Metaebene zu beleuchten und klare Antworten geben müssen, wie in Zukunft mit und in der Europäischen Union vorzugehen sein wird.

Will man, dass die EU Europa im Krisenfall steuert und Staaten lenkt? Ja oder nein. Wie weit gehen Kompetenzen der EU? Ist es der Nationalstaat, der weiter autonom und auf Gutdünken agiert oder die viel zitierte *europäische Ebene*? Soll Brüssel eine Ausgangssperre verhängen dürfen? Ja oder nein.

Diese Entscheidungen werden in der Verantwortung der jeweiligen Staaten bleiben müssen, wenn auch international akkordiert.

Wo die EU allerdings eingreifen kann, ist eine Nivellierung der Preispolitik bei den Pharmazeutika. Sollte ein Impfstoff gegen Corona auf den Markt kommen, wird er in Deutschland teurer sein als in Rumänien. Greift da die EU ein, oder will man den Pharmakonzernen in diesen Fragen bloß nicht dreinreden?

Wozu ist die EU dann da? Als Staatenbündel, als stummes Wirtschaftsbündnis, als kultiviertes Gegenmodell zu Donald Trumps America-First-Gepolter? Feines, altes Europa. Geeint durch die Währung und freundlich in der Gesinnung. Immer uneins, wenn Probleme auftauchen wie die Flüchtlingskrise oder Corona. Ein träger Verwaltungsapparat?

Staaten nutzen die chaotischen Zustände, um Strukturänderungen vorzunehmen. In Ungarn ebnet Präsident Orban den Weg zur freundlichen Diktatur. Ein Staat fordert von der EU eine Milliarde Euro, bekommt das Geld, aber viele Menschen im Land sehen keinen Cent davon.

Deutschlands Kanzlerin Merkel resignierte überhaupt und sagte: »Österreich war uns immer einen Schritt voraus.«

Den Satz dürfte sich unser Bundeskanzler eingerahmt und im Schlafzimmer aufgehängt haben.

In der Eile des Fortschreitens passieren auch Merkwürdigkeiten. Datenschutzrichtlinien werden außer Kraft gesetzt. Was in guten Zeiten einen Sturm der Empörung nach sich gezogen hätte, ist im plötzlich ausgerufenen Notstand nur recht und billig. Die Rot-Kreuz-App *Stoppt Corona*. Rotes Kreuz. Klingt nach Rettung. Schau, da kommt die App zu Hilfe. Sie prüft, wer mit wem Kontakt hatte. Die Uniqa Privatstiftung hat dafür 2 Millionen Euro hingeblättert.

Programmiert und betrieben wird die App des Roten Kreuzes von der globalen Beratungsfirma Accenture mit Sitz in Dublin und 460.000 Mitarbeitern weltweit. Gehostet wird der Dienst in der Microsoft Azure-Cloud, einem amerikanischen Unternehmen, das unter die US-Überwachungsgesetze fällt. Die App war am Anfang nicht open-source, das heißt, ihr Quellcode konnte nicht von unabhängigen Experten überprüft werden. Nach Kritik von Datenschützern haben die Betreiber auf open-source umgestellt. Die App birgt auch die Gefahr, Menschen in falscher Sicherheit zu wiegen. Selbst wenn ein automatischer Austausch von Kontakten stattfinden würde, wäre lange nicht garantiert, dass alle Kontakte die App tatsächlich verwenden. Zudem schafft eine automatische Verbindung zwischen allen Geräten in der Umgebung neue Datenschutz- und Sicherheitsprobleme, die zurzeit nebensächlich scheinen.

Gesundheit ist wichtiger als Datenschutz. Stimmt. Aber der Weg bis zum totalitären Überwachungsstaat ist nur ein paar Downloads entfernt.

Das Rote Kreuz beruhigt online: *Ihre Privatsphäre liegt uns sehr am Herzen, damit Sie der App zu Recht Vertrauen schenken. Der Anspruch ist, dass wir Sie grundsätzlich nicht identifizieren können, solange Sie keine Infektion melden – nur dann erfassen wir für 30 Tage Ihre Mobiltelefonnummer, damit Missbrauch möglichst verhindert wird. Nur aus dieser Nummer und den uns sonst zur Verfügung stehenden Daten können wir nicht herausfinden, wer Sie sind. Das gilt nicht für die 30 Tage nach einer Infektionsmeldung, hier müssen Sie triftige Gründe vorbringen, wenn Ihre Telefonnummer vor Ablauf der 30 Tage nach der Infektionsmeldung gelöscht werden soll.*

Wer infiziert ist, darf nicht raus aus dem System.

Bisher regten sich Leute auf, wenn auf der eCard Daten gespeichert werden oder ein Foto angegeben sein muss. Wenn COVID-19 den Menschen so gefährlich erscheint, dann sollte es auch elektronische Sammelstellen für andere Krankheiten geben. Wäre eine AIDS-App in den 80-er Jahren ein Thema gewesen?

Husch-Husch-Lösungen in Krisenzeiten können zu ungeahnten Problemen führen, die heute vernünftig erscheinen und sich in fünf Jahren als fatal erweisen. Zurzeit haben wir keine Möglichkeit, die Corona-Krise rückblickend zu beäugen und zu sagen: Die Sache mit der elektronisch überwachten Bewegungsfreiheit hat damals keiner so richtig mitgekriegt.

Niemand hatte einen klaren Blick.

DER SECHS-STUFEN-PLAN BEIM AUSBRUCH

Fassungslosigkeit kann man in Worte fassen. Die Präsidentin der Ärztekammer Kärnten, Petra Preiss, bekam im April zahllose erboste E-Mails von Medizinern, die sich im Stich gelassen fühlen. Wut, Verzweiflung, Hilferufe. Beschwerden im Sekundentakt. Die Ärztekammer als Prellbock für Unbill jeder Art.

Wir brauchen Masken! – Es gibt keine.

Wir brauchen Schutzanzüge! – Es gibt keine.

Wir brauchen finanzielle Unterstützung! – Es gibt keine.

»Praktische Ärzte werden von der Politik nicht ernst genommen«, sagt Petra Preiss. Nicht einmal als der erste tote Arzt, an COVID-19 verstorben, durch die Medien geisterte, schenkte man jenen Leuten Gehör, die ganz vorne in der Einsatzkette arbeiten und ihr Leben aufs Spiel setzen. Zahlenmäßige Erfassung der CoV-2 positiven Ärzte? Fehlanzeige.

Wir fühlen uns alleingelassen!, schreiben die Damen und Herren Doktoren im niedergelassenen Bereich und schreien elektronisch um Hilfe. Sie haben für sich einen Begriff gefunden, der die Situation passgenau beschreibt, eine Eigendefinition.

Kanonenfutter.

Ärzte müssen bis zur Selbstaufopferung für ihre Patienten da sein, können sich aber nicht schützen. Das ist, als würde man einem Schichtarbeiter, der zum Hochofen geht, sagen: Mach ruhig weiter, Seppi, und pass gut auf, dass du dich nicht verbrennst.

Deutschland ruderte in der Krise genauso wie Österreich und der Rest von Europa, sogar mehr, weil Kanzlerin Angela Merkel zu spät, zu zaghaft und zu schwammig den Kurs im Kampf gegen Corona vorgab.

Während einer Pandemie ist Diplomatie fehl am Platz.

Klaus Reinhardt, Präsident der deutschen Bundesärztekammer, hat in einem vertraulichen, aber dann doch öffentlich gemachten Schreiben an den deutschen Bundesgesundheitsminister Jens Spahn die Lage so formuliert:

Wir möchten an dieser Stelle noch einmal darauf hinweisen, dass die zuletzt über die zentrale Beschaffung zur Verfügung gestellten Mengen an Schutzmasken in keiner Weise ausreichend sind. Seit Wochen arbeiten die ambulant tätigen Kolleginnen und Kollegen und ihre Mitarbeiterinnen und Mitarbeiter ohne angemessenen Schutz.

Die Pflegekräfte besuchen zu pflegende ältere Menschen im Wesentlichen zu Hause und bewegen sich damit ungeschützt unter der am stärksten vom Risiko eines tödlichen Verlaufs behafteten Patientengruppe.

Hausärzte, die in ihrer Praxis täglich mit unter Umständen infizierten Patienten gezwungenermaßen ohne Schutzmasken Kontakt haben, müssen gleichwohl die normale Versorgung von zahlreichen Altenheim-Patienten gewährleisten. Der Fall einer Ketteninfektion in einem Altenheim in Würzburg mit neun Toten ist ein warnendes Beispiel.

Praktische Ärzte tragen MNS- (Mund-Nasen-Schutz) Masken, die vor Weitergabe des Virus teilweise schützen, nicht jedoch vor Ansteckung. Effiziente Ausrüstung, zumindest einen Vorrat an FFP2- und FFP3-Masken bekommen sie verspätet und in unzureichender Menge. Das macht aggressiv, zornig, Nerven liegen blank. Sie sehen sich – eben als Kanonenfutter.

Zwei, drei Wochen lang kann ein Allgemeinmediziner chronisch kranke Patienten zur Not aus der Ferne behandeln, am Telefon beruhigen, Rezepte in die Apotheke schicken und dergleichen. Dann braucht der Mensch direkten Kontakt, da hilft keine Skype-Konferenz und auch kein virtuelles Stethoskop. Der Arzt muss hinfahren und den Menschen untersuchen, angreifen.

Das Gesundheitssystem ist grundsätzlich behäbig. Ein großes weißes Kreuzfahrtschiff, das seinen Kurs gesetzt hat und nicht einmal davon abweicht, wenn weit vorne ein Eisberg in Sicht ist.

Lange hat es gedauert, bis die Gesundheitskasse eingeführt wurde, eine Zusammenführung von sagenhaften 21 Sozialversicherungsträgern im kleinen Österreich, die sich alle selbst bis zur Bewusstlosigkeit verwaltet haben. Systemerhaltung braucht eines: Luft und Geld.

Die digitale Verrechnungsmöglichkeit ersetzt lange nicht das, was in den Praxen abläuft. Und aktuell, bei Notmaßnahmen, kann man Detailfragen beiseiteschieben. Doch braucht es klare Regeln für die Zukunft. Ärztinnen als Heldinnen zu feiern und Ärzte als klasse Burschen anzusehen, schön und gut, hilfreicher wäre eine Prognose, wie sich alles in Zukunft abspielen soll. Was kommt nach dem Härtefonds? Können Ärzte, die aus verschiedenen Gründen in Not geraten sind, desgleichen um Finanzspritzen ansuchen? Oder nimmt man bei Ärzten automatisch an, dass sie mit einem Bentley und einer Villa auf Aruba zur Welt gekommen sind?

Es soll nicht kleinkrämerisch oder selbstverliebt klingen, aber wir haben in Kärnten in sechs Tagen einen COVID-Visitendienst aus dem Boden gestampft, ohne dass Hilfe von der Bundespolitik zu erwarten gewesen wäre. Eine medizinisch versorgende Infrastruktur auf freiwilliger Basis, ein Team aus 35 Ärztinnen und Ärzten, die sieben Tage in der Woche auf Abruf sind, um Coronafälle zu behandeln. Sie tragen Schutzkleidung und Masken. Koordiniert wird jeder Einsatz telefonisch über die Leitstelle im Arbeiter-Samariter-Bund. Funktioniert Eins A.

»Wie gut waren wir vorbereitet?«, fragt Ärztekammerpräsidentin Preiss. Auf einer Liste, die vergleicht, wie alle Gesundheitssysteme weltweit auf Pandemien vorbereitet sind, liegt Österreich auf Platz 76, irgendwo in der Mitte. Wir müssen die Dinge nicht schlechtreden, brauchen aber auch nichts zu beschönigen. Politische Inszenierung trifft auf medizinische Realpolitik. »Die maskierte Regierung stellt sich hin und verkündet etwas, das man praktisch nicht umsetzen kann. Testen, testen, testen! Natürlich. Die Frage ist, gibt es Tests und wie wird getestet.«

Es gibt zwei Arten. Ausschlaggebend für die Diagnose einer akuten Infektion ist der sogenannte PCR-Test, der das Virus fehlerfrei nachweist. Dafür gab es zu Beginn der Pandemie bei Weitem nicht genug Reagenzien. Der Immunglobulin-Test zeigt nur, ob sich im Blut schon Antikörper gebildet haben; die erste Generation der Tests spricht auf verschiedene Arten von Corona-Viren an.

Zudem stellt sich die Frage, wie und wo viele Menschen auf einmal getestet werden sollen, wenn sie sich nicht alle auf einmal zusammenrotten dürfen.

Nächster Zirkus: Freistellung der Risikogruppen. Verkündet im März. Wer fällt da hinein? Übergewicht? Jeder vierte. Bluthochdruck? Puh. Auch Hunderttausende. Die Patienten beginnen am nächsten Tag mit Nachdruck nach dem Attest zu verlangen. Die absurde Idee, dass die Krankenkasse sagen möge, wer in die Risikogruppe hineinfällt – und zwar aufgrund der Information, welche Medikamente wem verschrieben werden –, hat man dann doch verworfen. Und ein neues Gremium einberufen. Bestehend aus Vertretern des Arbeitsministeriums, der Gesundheitskasse, des Gesundheitsministeriums und der Ärztekammer. Ergebnisoffen und situationselastisch, wie das heutzutage genannt wird. Der entsprechende Erlass kam Ende April: 90.000 Menschen gelten als gefährdet. Die Ärzte müssen sagen, wer in die Risikogruppe fällt und ein Attest erhält. Zum Beispiel Patienten mit COPD, Herzinsuffizienz, dauernder Kortisontherapie, chronischer Nierenerkrankung, einer Tumorerkrankung und Diabetes. Der Ball der Entscheidung wird wieder an die Ärzte zurückgespielt. Für ein sogenanntes Risikoattest bekommt der Arzt fünfzig Euro.

Die Bundesebene signalisierte wochenlang: Alles wird gut, durchhalten, wir treten gegen das Virus auf wie ein Bollwerk der Zuversicht. Team Österreich in trauter Harmonie. Dann schrittweise die Entlastung. Die Landesebenen konnten mit den Worten wenig anfangen. Nicht zuletzt, weil kein Dekret vorhanden war, welche Verfügungen ab dem Moment in Kraft treten, sobald das Virus ausbricht.

Alles eine Frage von Information, Kooperation und Aktion.

Die Information muss global gesteuert sein, EU-weit sanktioniert, national koordiniert und lokal exekutiert. Nur so retten wir beim nächsten Mal Tausende Leben.

Eine Befehlskette ohne Wenn und Aber, bei der jeder Mensch zu jedem Zeitpunkt weiß, was er zu tun hat und wie er das mit anderen Leuten abstimmt. Der renommierte US-Arzt und Infektionsexperte Harvey Fineberg schlägt folgende sechs Stufen vor:

Stufe 1. Einsetzen eines befehlshabenden Krisenkoordinators. Der Präsident oder Bundeskanzler ernennt einen Entscheidungsträger und überträgt ihm die volle Entscheidungshoheit. Der Stabschef darf sowohl zivile als auch polizeiliche Verordnungen nach eigenem Ermessen ausgeben. Zudem hat jedes Bundesland einen Krisenkoordinator, der die Erlässe auf lokaler Ebene umsetzt. Diese Leute rapportieren direkt an den Stabschef. Wichtig ist die klare Entscheidungsbefugnis. In der Krise darf es zu keinen Streitereien und Egomanien kommen. Wichtig ist die transparente Kommunikation. Die Bürgerinnen und Bürger müssen erfahren, was los ist. Sie brauchen einen Überblick, was geplant ist und wie sie sich zu verhalten haben. Es darf auch keinesfalls zu Verwirrungen und sonstigem planlosen Vorgehen kommen. Eine Seuchenbekämpfung ist vergleichbar mit einer Notoperation. Jeder hat seinen Platz. Jeder weiß, was zu tun ist. Jeder Griff muss sitzen.

Stufe 2. Millionen Tests müssen verfügbar sein. Innerhalb von zwei Wochen muss das Land in der Lage sein, so viele Menschen wie möglich auf das Virus zu testen. Nur Zahlen bringen Fakten zur Ansteckungsrate. Jeder Mensch, der Symptome zeigt, muss getestet werden können. Die Schnelligkeit der empirischen Untersuchung war der Schlüssel zum Erfolg in Südkorea. Jede Entscheidung in der Krise hängt von der medizinischen Bewertung der Situation in Kombination mit der Auswertung der Testergebnisse ab. Um weitere Ansteckungen unter den Testpersonen, die negativ sind, zu vermeiden, müssen kreative Lösungen her. Beispielsweise ein mobiles Testlabor, durch das die Leute geschleust werden wie bei einem Drive-in.

Stufe 3. Ausstattung aller Gesundheitsdienste mit entsprechenden Masken. Das Personal braucht allenfalls Schutzkleidung und Brillen oder Visiere aus Plexiglas, um sich vor Ansteckung zu schützen. Soldaten schickt man auch nicht mit einer Spritzpistole in die Schlacht. Ausrüstung ist lebenswichtig. Die Menschen, die ganz vorne stehen, wenn die Flut kommt, verdienen es, bestmöglich adjustiert zu sein. Zudem müssen Krisenstandards definiert werden, wie im Ernstfall ethische Entscheidungen zu treffen sind.

Stufe 4. Einteilung der Bevölkerung in fünf Gruppen. a) infizierte Personen, b) Personen, die zwar negativ getestet sind, aber Zeichen der Erkrankung aufweisen, c) Personen, die Kontakt zu Infizierten hatten, d) Personen, von denen man nicht weiß, ob sie Kontakt hatten und e) Patienten, die wieder gesund und immunisiert sind. Auf Basis der Tests, bei ersten Anzeichen von Symptomen und möglichen Ansteckungen werden Menschen systematisch für die ersten vier Gruppen klassifiziert. Parallel erfolgt das Hospitalisieren der Schwerkranken. Um die Spitäler zu entlasten, werden neue Krankenstationen für Menschen mit leichten Symptomen errichtet. Gruppe c), all jene, die mit Infizierten Kontakt hatten und in Quarantäne müssen, werden zwei Wochen lang in leerstehende Hotels einquartiert, sofern sie nicht daheimbleiben können. Die fünf-

te Gruppe ist wichtig für die Entwicklung von Antikörpertests und in weiterer Folge für das Erkennen, ob jemand schon infiziert war, es aber nicht wusste. Die Identifizierung immunisierter Personen ist der Knackpunkt für den schnelleren und sicheren Neustart der Wirtschaft.

Stufe 5. Motivation und Mobilisierung der Bevölkerung. Wie sich auch in Österreich gezeigt hat – das Volk hilft. Bis auf ein paar Unbelehrbare, die Coronapartys feierten, oder Verrückte, die um sich spuckten, um andere absichtlich anzustecken, waren und sind die Menschen bereit, den Anweisungen der Behörden Folge zu leisten. Ihren Part Verantwortung zu übernehmen. Währenddessen werden neue Behandlungen erprobt und Impfstoffe getestet. Algorithmen durchsuchen und ordnen die Ergebnisse der Checks aller Testpersonen. Die Forschungen werden weiterhin intensiviert. Die Bevölkerung bekommt – nicht für Geld, wie in manchen Supermärkten, sondern kostenlos – Gesichtsmasken ausgegeben, aber erst, nachdem das Gesundheitspersonal damit ausgestattet worden ist. Die Verteilung darf nicht wahlweise oder willkürlich geschehen.

Stufe 6. Dazulernen, während unmittelbare Grundlagenforschung betrieben wird. Ähnlich wie bei HIV, nur in viel schnellerem Tempo, müssen Virologen und Labormediziner herausfinden, welche Patienten Hochrisikopatienten sind; das ist für die Kliniker besonders wichtig. Parallel dazu schleust man diejenigen, die genesen und immun sind, in den Arbeitsprozess ein, was bei den übrigen Personen ja immer riskant ist. Wichtig ist auch, herauszufinden, in welchem Ausmaß Kinder das Virus verbrei-

ten können. Davon hängt das sichere Wiederöffnen der Schulen ab.

Und wie bei uns seit Mitte April und dann im Mai lockern Politiker sukzessive die Restriktionen. Die Menschen atmen auf, die Wirtschaft nicht. Sie muss mit dem Defibrillator wiederbelebt werden. Es beginnt die nächste Krise. Das Schreckgespenst der Hochfinanz. R wie Rezession.

Wir aber wollen positiv denken und den Sieg feiern. Den Sieg über das Coronavirus. Inoffizielle Stufe 7: Wir geben uns wieder die Hand und sagen: Schön, dass es dir gutgeht.

SO BAUT MAN ÜBER NACHT EIN SPITAL UM

Der Notfallmediziner und Krisenmanager Michael Moser sagt: »Wir sind noch lange nicht am Ende der Krise angekommen, eher im vorderen Drittel. Man muss beharrlich sein, auch auf unangenehme Dinge hinweisen.«

Es sei hervorragend gelungen, die Gefahr zu erkennen und zu reagieren, die Ansteckungskurve abzuflachen, aber der Wert unter dem Peak werde dadurch bloß nach hinten gepresst. Corona ist nicht fort, vielmehr zeitlich verschoben. Corona als unsichtbarer Feind ist noch lange nicht besiegt.

Die Wir-sind-bereit-Rhetorik der Politik in allen Ehren. Ohne Eskalation hätte es uns kalt erwischt wie in Italien.

»Österreich hatte einen Vorsprung von zwei Wochen und einen Vorgeschmack auf den Worst Case«, sagt der Experte. Italien und Spanien seien keine Bananenrepubliken. Diese Systeme haben nur gezeigt, was passieren kann, wenn in der Gesundheitsversorgung gespart wird. Bei Italien kommt dazu, dass Touristenschwärme aus China es Corona leicht machten, sich auszubreiten. Venedig ist de facto eine chinesische Provinz, und viele Chinesen schuften in Werkshallen für die Modefabrik Italien.

Die Gunst der frühen Stunde hat genutzt. Notfallmediziner Moser weiß: »Bei Großunfällen entscheiden die ersten Minuten.« Reagiert man als Arzt richtig, überleben die Verletzten, reagiert man falsch, ist es vorbei. China ist für viele Österreicher so weit weg wie der Mond, nicht zuletzt gibt es den Ausspruch: Das Thema interessiert mich jetzt so sehr, wie wenn in China ein Fahrrad umfällt.

So beiläufig interessant war anfangs auch diese neuartige Krankheit, von der sie ab Februar auf CNN sprachen, als wäre es ein trauriger Trend im fernen Osten. Oder wie Trump später sagte, *the foreign virus*. Das ausländische Virus. Ein Virus hat keinen Pass und lässt sich auch an der Grenze nicht kontrollieren wie ein verkühlter Staubsaugervertreter. Um für das nächste Mal vorbereitet zu sein, muss man den gesamten Erkenntnisprozess aufzeigen und die systemischen Komponenten beleuchten.

Interessanterweise gibt es irgendwann den sogenannten Moment der Schockstarre. Den Augenblick, wenn der Beteiligte zum Betroffenen wird. Das ändert die Wahrnehmung. Dieses Phänomen, wenn Menschen innehalten und nicht mehr vor der Gefahr weglaufen, sondern sie einfach ansehen wie etwas Wunderschönes. Katastrophenmanager Moser kennt das von Tsunami-Fällen oder Erdbeben. »Die Leute bleiben stehen, filmen die Welle, das Feuer, das Erdbeben, egal, was kommt, mit den Handys. Bis zum Ende.«

Zuwarten ist bei einer Pandemie die Todeserklärung. Im Fall Corona lag es an Moser, im Klinikum Klagenfurt eine Infrastruktur aufzubauen und zwar übers Wochenende. Konkret, was Aufnahme und Einteilung der Menschen betrifft, die ins Spital strömen. Vor allem das punktgenaue Aussortieren der Fälle, die sogenannte Triage. Dazu eine rasche Adaptierung der Dienstpläne mit neuen Diensträdern und Ausfallszenarien plus gerechte Aufteilung und Einteilung des Pflege- und Ärztepersonals im Krisenfall. Wie macht man so etwas, während einem alles um die Ohren fliegt?

Es beginnt mit einem infektiologischen Assessment.

Einer Vorstufe des Checks. Noch bevor die Leute das Spital betreten, muss man prüfen, wer ein COVID-Patient sein *könnte*. Die schlimmsten Ansteckungsorte für Infektionen sind öffentliche Notaufnahmen. Kranke oder verletzte Menschen. Hundert Leute warten, husten, schnäuzen sich, greifen Sessellehnen an, drücken Tasten auf Automaten, um Wasser zu kaufen, stützen sich auf Pulten ab, wo sich andere Leute anmelden und hintappen. Derlei Situationen sind Brutkasten und Brandherd zugleich. Eine unkontrollierte Übertragung der Infektion, so schnell kann man gar nicht Corona sagen.

Moser hat vor dem Spital eine Erstselektion betrieben. Mit einem Group 4-Sicherheitsmann, der die Menschenschlange halbwegs gesittet gereiht und auf die

Situation hingewiesen hat. Eine derartige Separation muss einfach sein, damit die Leute es sofort verstehen. Ein Schild mit Fragen: Haben Sie eines dieser Symptome: Husten, Fieber oder Kurzatmigkeit? Waren Sie zuletzt in diesen Regionen Italiens: Lombardei, Venetien? Wenn ja, bitte gehen Sie sofort weiter und reihen Sie sich dort drüben ein.

Geschieht dieses Splitting nicht ante portas, sprich draußen, wird das Spital zum kranken Haus. Wir lernen für die Zukunft: Im Notfall muss man die Triage vor die Tür setzen, sonst holt man sich das Virus in unbekannter Zahl herein. Das ist, als ließe man hundert Leute in sein Wohnhaus, von denen man weiß, dass sich drei Einbrecher unter ihnen befinden, und denkt: Ach, wird schon nix passieren.

In der Not musste Moser die Triage in der Zentralen Notaufnahme behelfsmäßig umbauen. Einen Corona-Kanal aufstellen. Konsequent. Zu einem Zeitpunkt, wo noch nicht alle Kollegen davon überzeugt waren, dass man es mit einem Virus zu tun hat, mit dem nicht zu spaßen ist. Auch hier stellte sich die Frage: übertriebene Vorsicht oder rechtzeitige Umsicht.

Renommierte Spitäler haben gezeigt, was passiert, wenn ein Patient unerkannt auf der Station liegt oder ein Arzt sorglos weiterarbeitet. Das Virus greift mit der gleichen Intensität um sich wie in einer Après-Ski-Bar, wenn die Hüttengaudi den Angeheiterten mit der nächsten Runde Jägermeister auch noch einen Sprüher Corona in den Schlund zaubert.

Als nächster Schritt wurde ein geeigneter Pavillon am Klinikum Klagenfurt adaptiert, Patienten einer anderen Abteilung mussten von dort weggebracht werden und die entsprechend notwendige Infrastruktur übers Wochenende aufgebaut und organisiert werden. Außerdem bot sich der Spitalsteil von seiner Lage optimal an, da er entsprechend abgesichert werden konnte.

Essenziell ist, neben dem ambulanten ein stationäres Infektionsassessment einzurichten, also die zweite Schutzbarriere, der nächste Checkpoint im Spital. Mit Ärzten in voller Schutzausrüstung. Moser stellte sich immer als erster hin, um zu prüfen, ob seine intuitiv erdachten Provisorien auch praktisch umsetzbar sind. Er nennt das seinen persönlichen Elchtest. »Ich baue etwas, und mache es.« Nur wer mit einem löchrigen Fallschirm selbst vorausspringt, weiß, ob sich das mit der Landung noch ausgeht.

Parallel dazu wurde auf der Station alles abgeriegelt, um für eine möglichst kontrollierte Explosion zu sorgen. Geordnete Verhältnisse für den ersten COVID-19-Patienten, und justament kam der auch am nächsten Tag bei der Schleuse herein. Als wandelnder, hustender Beweis. Man hat gesehen, dass diese Maßnahmen der Triage, der Vorselektion, vernünftig und vorausblickend waren, sie halfen einerseits die schneeballartige Verbreitung des Virus zu minimieren und andererseits infizierte Patienten sofort in den Corona-Sondertrakt zu leiten. Unaufgeregt.

Der Erfolg bei der Improvisation fiel sowohl der Spitalsdirektion als auch der Landesregierung auf und wurde positiv wahrgenommen. Ab jetzt halfen alle tatkräftig mit, das Bewusstsein war aktiviert, ein übergeordneter strukturierter Krisenstab ins Leben gerufen.

Laborchemische Möglichkeiten wurden durch hervorragende Zusammenarbeit mit dem Institut für Labordiagnostik und Mikrobiologie erweitert. Lebenswichtig: Testgeräte schnell und unbürokratisch zu bekommen. Ein Anruf, prompt die Lieferung. Nur so geht das. Tests bringen die Gewissheit und erhöhen damit die Sicherheit. Auch weitere Spezialschutzkleidung. Genau das führte Moser zum nächsten Assessment, zur klinischen Beurteilung. Muss man diesen Patienten stationär aufnehmen oder kann man ihn daheim unter Quarantäne setzen. Eine klassische Aufgabe des Gate-Keepers in einer Zentralen Notaufnahme.

In anderen Ländern nahmen Spitäler alle Patienten auf, worauf die Strukturen teilweise zusammenbrachen, weil niemand auf den Ansturm vorbereitet gewesen war. »Wir haben einen anderen Kurs gesetzt«, sagt Moser, »und wirklich nur die Verdachtsfälle stationär aufgenommen, die in einem schlechteren Zustand waren.«

Und dann galt es wieder, auszusortieren. Während in der Notaufnahme der Stresspegel stieg und stieg – parallel zu den regulären Notfällen, die ja in der COVID-Krise nicht ausbleiben. Manche Leute waren COVID-negativ, aber Influenza-positiv – sie kamen auf die Station zu den Grippefällen in den Haupttrakt. Diejenigen, die positiv auf COVID-19 getestet wurden, kamen auf die in weiterer Folge von den Lungenfachärzten versorgte Corona-Station, Notfälle in die Corona-Intensivstation. Diese Dinge müssen in der Sekunde entschieden werden, brauchen starke Nerven und eine klare Sicht auf die Gesamtsituation. Unterdessen muss der Krisenmanager Personal nachrekrutieren, um die diensthabenden Ärzte zu entlasten, die ohnedies schon am Limit arbeiten. Und immer wieder die Hygienemaßnahmen überprüfen, am besten selbst. Waschen sich alle regelmäßig die Hände. Wer trägt wann und wo welche Schutzmaske. Sicherheitsabstände. Wen gilt es auf die selbstauferlegten strengen Sicherheitsvorgaben zu checken – golden rule: safety first. Der Krankenhausinfektiologe und Hygieniker Ulrich Zerlauth war von Beginn an Mitglied der Task Force und rund um die Uhr im Einsatz. Ebenso wie die Pflegefachkräfte und Organisationstalente aus der Verwaltungsabteilung, sowie Helfer aus den unterschiedlichsten Bereichen.

Außerdem gibt es jede Menge Hypochonder.

Durch die mediale Zuspitzung auf das Thema hörten Tausende Menschen in sich hinein. Bahnt sich da was an bei mir? Ist dieses Kratzen im Hals normal? Kommt der Husten von den Marlboro light oder ist das schon Corona strong? Habe ich eine heiße Stirn? Ist 37,1 Fieber? Die Corona-Hotline 1450 war nicht zuletzt überlastet, weil ein paar Lustige wissen wollten, was heute Abend im ORF gezeigt wird.

Actio est reactio. Eines greift ins andere. Wie ein kompliziertes Räderwerk muss die Triage laufend nachgebessert werden, damit es zu keinen Staus und Fehlinterpretationen kommt. »Das Wichtigste zu diesem Zeitpunkt ist, mit Leuten zusammenzuarbeiten, denen du hundertprozentig vertraust.« Für Freundlichkeiten, Eitelkeiten und einen Kratzfuß bei der Morgenvisite ist da kein Platz. Der Um- und Ausbau einer Infrastruktur in so einem Tempo lässt keine Fehler zu. In der Zwischenzeit müssen Materialen nachbestellt und laufende Tests ausgewertet werden. Ein dynamischer Prozess, der sich anfühlt, als würde man ein amorphes Gebilde vor sich haben. Eine Schimäre, die sich bewegt, nicht greifbar, aber ständig in Bewegung. Learning by doing in seiner Extremform.

Jede Entscheidung hat Konsequenzen. Angenommen, man hängt in der Anfangsphase des Ausbruchs einem Patienten ein Corona-Fähnchen um, ein Zeichen, das er das Virus hat – dieser Mensch ist automatisch stigmatisiert. War die Diagnose falsch, hat er das Fähnchen in den Augen mancher auch nachher noch. Hier gilt es aufzupassen, niemanden zu verunglimpfen.

Für die nächste Corona-Pandemie rät Moser: Man kann das System Krankenhaus nur schützen, wenn man die Patientenströme *vorher* auseinanderzieht. Permanent müssen Briefings ausgegeben werden, jeder muss wissen, was passiert und als nächstes geplant ist. Transparenz trotz Hochgeschwindigkeitskommunikation.

Letzten Endes geht es um die logistische Herausforderung. Der richtige Patient muss zum richtigen Doktor kommen und das möglichst zur richtigen Zeit.

Daraus folgt, dass sich unsere Spitäler wohl noch intensiver und längere Zeit mit Corona oder ähnlichen Bedrohungsszenarien auseinandersetzen werden müssen – ob sie wollen oder nicht. Das Leben mit gefährlichen Infektionen, auch die jährlich wiederkehrende und oft bagatellisierte Influenza ist prinzipiell eine solche.

Auch krankt es generell an unserem Gesundheitssystem. Die Notfallaufnahmen sind überfüllt. Alte Patienten werden von Pflegeheimen zum Teil eilfertig in Spitäler gebracht. Viele Krankentransporte sind aber unnötig. Studien zeigen, dass die Rate vermeidbarer Transporte bis zu 77 Prozent reicht.

Die Notarzt-Alarmierung ist zentralisiert. Deshalb sind die Hausärzte quasi entmachtet. Sie können sich nicht mehr beteiligen, wenn Hilfe gerufen wird. Für einen Allgemeinmediziner oder Facharzt nach Notarztausbildung ist der Einsatz als Notarzt erlaubt. Es wollen aber viele nicht mehr als Notarzt arbeiten, weil der Job

Zeit und noch mehr Nerven kostet, allerdings nicht allzu viel bringt.

Der Systemfehler beginnt in der Ausbildung. Da kaum mehr Ärzte die Ausbildung zum Arzt für Allgemeinmedizin machen, gibt es die neue Notarztausbildung. Dafür hat die Politik ein Gesetz verabschiedet, dass Ärzte auch Notarzttätigkeit ausüben dürfen. Voraussetzung: 33 Monate ärztliche Berufsausübung, wenn sie die notärztlichen Qualifikationen haben. Dazu gehören bestimmte Fähigkeiten, die erlernt werden müssen, außerdem zwanzig dokumentierte Einsätze, von einem erfahrenen Notarzt begleitet.

Und es gibt ein Abfrageschema in der Notrufzentrale, nach deren Einschätzung der Notarztwagen oder der Hubschrauber gerufen wird.

Hier zeigt sich der Ärztemangel deutlich. Weil weniger Allgemeinärzte Dienst versehen, müssen Notärzte Aufgaben übernehmen, die kein Notfall sind.

Die Fehleinsätze liegen in Österreich zwischen dreißig und vierzig Prozent. Das heißt, jeder dritte Notfall ist keiner. Beispiel: die sogenannte Totenfeststellung. Das ist keine Aufgabe des Notarztes. Normalerweise kommen speziell beeidete Ärzte, die von der Gemeinde angelobt werden müssen, und identifizieren den Toten. Trotzdem gibt es immer wieder derlei Vorfälle: Der Notarzthubschrauber wird zu einem alten Mann bestellt, der seit mehr als drei Stunden nicht mehr atmet.

Da kann auch der beste Notfallmediziner nichts mehr tun. Exitus. Der Mediziner schüttelt den Kopf, und der Pilot startet den Motor, die Rotoren drehen sich immer schneller, der Heli hebt ab. Das ist das teuerste und zugleich sinnloseste Instrument medizinischer Versorgung: ein Hubschrauberflug zur Totenbeschau.

WIR STÄRKEN NIEDERGELASSENE ÄRZTE

Die Ausgewogenheit ist längst nicht mehr gegeben. Mittlerweile gibt es in Österreich deutlich mehr Fachärzte als Allgemeinmediziner. Die Zahl der Wahlärzte hat sich in den vergangenen Jahren sogar verdoppelt. Das System krankt an Hyperspezialisierung. Das liegt daran, dass sich Ärzte danach richten, was die Patienten wollen: mehr Aufmerksamkeit.

Als Wahlarzt nimmt man sich gern diese Zeit, schließlich zahlt der Patient auch privat dafür. Als praktischer Arzt muss man ein bestimmtes Quantum an Patienten pro Tag abfertigen, sonst rechnet sich die Arbeit nicht. Praktische Ärzte sind Hochfrequenz-Mediziner.

In den Kassen-Ordinationen kommt man sich als Patient vor wie ein Economy-Tourist um drei in der Früh am Flughafen in Bangkok. Die Maschine hat Verspätung, man quetscht sich in einen Hartschalensitz und starrt in müde Gesichter. Bitte warten. Das darf man der Frau oder dem Herrn Doktor nicht krummnehmen. Durchschnittlich fünf Minuten hat ein Arzt in Österreich für einen Patienten. In der Zeit muss der Patient durchgecheckt und diagnostiziert werden. Persönliche Anliegen, die sogenannte »sprechende Medizin«, kommt dadurch leider oft zu kurz.

In einem Vergleich mit 67 Ländern, wie lange Ärzte im Schnitt Zeit für ihre Patienten haben, landet Österreich auf Platz 52. Dahinter liegen Staaten wie Afghanistan und Bangladesch. Durch das Wegrationalisieren der Zeit treibt man der Medizin aber die Seele aus. Schuld daran ist nicht der Arzt, sondern das System der Verrechnung. Der Leistungskatalog, nach dem abgerechnet werden darf, ist längst veraltet.

Dieser Leistungskatalog gehört dringend reformiert.

Das wäre der erste Schritt zur Aufwertung der Praktiker. Bis heute gibt es in Österreich – im Gegensatz zu Deutschland – keinen Facharzt für Allgemeinmedizin.

Der Leumund von Allgemeinmedizinern scheint insbesondere in Krisenzeiten nicht der beste zu sein. Sie werden nicht als Experten wahrgenommen, im Gegenteil, die Politik spricht ihnen ab, mit sensiblen Daten vernünftig umzugehen. Die Bitte, man möge den Landärzten zumindest die Namen der COVID-positiven Patienten in ihrer Umgebung nennen, damit man sich darauf einstellen könne, wurde mit einem Handwischer abgeschmettert. Interessanterweise bekamen die Bürgermeister diese Informationen sehr wohl. Die wollten das sensible Material aber gar nicht haben. Es könnte politische Probleme geben, sollte mit den elektronischen Krankenakten etwas passieren.

Man muss sich das auf der belegten Zunge zergehen lassen: Ärzte fordern dringend Corona-Daten an, die entscheidend sein können, wen sie in ihre Ordination hineinlassen oder wen sie daheim behandeln, und bekommen sie nicht. Aus datenschutzrechtlichen Gründen.

Bürgermeister werden genau mit diesen Daten zwangsbeglückt, wollen aber dafür nicht die Verantwortung übernehmen.

Was für ein Chaos. Und doch nur eine Posse aus dem Alltag.

Wir möchten hier nicht postulieren, dass alle praktischen Ärzte die Weisen aus dem Morgenland sind. Einige, auch uns bekannte Mediziner haben die Situation nicht nur unterschätzt, sie haben die Alarmzeichen der Pandemie mit dem Stethoskop um den Hals verschlafen.

Der Landarzt lebt davon, dass ihm eine Ruhe innewohnt. Er überlegt und reagiert besonnen, nimmt den Rezeptblock in aller Würde und schreibt etwas auf, das dem Patienten helfen soll, wie der Rat eines alten Freundes. Im Gegensatz zu Jungärzten sind ältere Landärzte in die sozialen Strukturen der Gemeinde eingebunden. Jeder kennt den *Dokta*. Jeder schätzt ihn.

Doch auch unter Praktikern wird es nicht gerne gesehen, wenn einer aus der Herde ausbricht und vorprescht. Als die ersten Signale von Corona den Himmel trübten, ist so etwas geschehen. Ein Arzt warnte mit Kassandrarufen, deckte sich wohlweislich mit Masken und Schutzkleidung ein, zu einer Zeit, als die Kollegen noch ihre Häupter schüttelten und ihn belächelten wie einen von diesen Preppern, die Berge von Konserven, Wasser, Gaskocher und Ausrüstung für die nächsten zwanzig Jahre in einem Schutzkeller bunkern, gleich neben den Flinten, Patronen und Macheten. Diese Leute warten auf den Weltuntergang. Die Krise hat sie in ihrer geistigen und weltlichen Abschottung bestätigt. Man kann nie wissen, wann das Licht ausgeht. Experten schätzen übrigens die Chance, dass in den nächsten fünf Jahren ein Blackout kommt, auf hundert Prozent.

Jedenfalls, viele praktische Ärzten wussten mit der Krise nicht einwandfrei umzugehen, weil niemand daran gedacht hat. Niemand hielt es für möglich. Dabei ist es nur zwei Jahre her, dass das H1N1-Influenza-Virus 6.000 Menschen in Österreich das Leben gekostet hat. 25.000 Tote in Deutschland. 300.000 bis 600.000 weltweit. So ein Virus kann jederzeit mutieren und mit doppelter, vierfacher, zehnfacher Intensität zuschlagen.

Wer da planlos ist, tut sich im Alltag der Diagnostik schwer. Wie ein Lotse, der eine schwarze, blickdichte Brille aufhat und sagt: Burschen, ich seh zwar nix, aber probiert's es einmal mit links. Probieren im Katastrophenfall löst gravierende Probleme aus.

Praktische Ärzte sind oft im Blindflug unterwegs. Das liegt in der Natur der Sache. Ihnen stehen keine komplizierten Apparate zur Verfügung, sie haben keine Spitalsausrüstung. Nur ihr Wissen, ihre Erfahrung und im Idealfall einen sechsten Sinn. Viele gute Ärzte eint dieses Gespür, fast etwas Seherisches.

Und trotzdem erschwert ihnen das Gesundheitssystem das Tagesgeschäft. Angenommen, ein Landarzt will bei einem Patienten eine EKG-Untersuchung machen, weil er die Auswirkung eines bestimmten Medikaments auf das Herzreizleitungssystem überprüfen möchte. Dann kann das der Arzt nicht so abrechnen, wie es tatsächlich der Fall ist, sondern muss schreiben: Verdacht auf koronare Herzerkrankung (also eine Herzkranzgefäßerkrankung). Er muss eine andere Diagnose angeben, um die Dienstleistung abrechnen zu können. Sonst wird ihm der Posten aberkannt.

Für eine Blutabnahme darf der Arzt einen Euro und sechzig Cent brutto in Rechnung stellen. Soviel wie für ein Glas Wasser im Restaurant.

Dabei sollte aber gerade die Labordiagnostik vor Ort beim Hausarzt deutlich ausgeweitet werden, damit der Allgemeinmediziner schon in der Praxis, beispielsweise bei Infekten, Thrombosen und Herzerkrankungen rasch und treffsicher sein diagnostisches Repertoire ausrichten kann.

Angenommen, ein Patient kommt mit Herzbeschwerden zum Arzt. Dieser müsste dann im Labor das sogenannte Troponin bestimmen; diese Leistung wiederum zahlt die Kasse nicht. Was passiert? Der Arzt schickt den Patienten ins Krankenhaus. Das ist Österreich.

Die Corona-Krise wird Systemänderungen automatisch nach sich ziehen. Empfehlungen und Dekrete aller Art.

Praktiker sind Gatekeeper. Es braucht nun auch ein paralleles System von speziell ausgebildeten Ärzten, das im Notfall hochgefahren werden kann. Sie müssten über die nötige Schutzausrüstung in ausreichendem Maß vom Beginn einer Epidemie an verfügen. Schutzanzüge für Notärzte müssen ebenso her.

Ärzte müssen grundsätzlich für drei Wochen mit Schutzmasken, Handschuhen und Schutzkleidung ausgerüstet sein. Die Masken dürfen keine mindere Qualität aus chinesischer Dumping-Produktion aufweisen, sondern kommen im besten Fall aus 3D-Druckern heimischer Betriebe.

Es braucht nicht jedes Medikamentendauerrezept immer persönlich abgeholt werden. Das könnte es beispielsweise auch weiterhin auf Anruf geben. Denkbar: zwei Mal anrufen, beim dritten Mal persönlich erscheinen. Das entlastet die Wartezimmer.

Und lobenswert wären Punkte für Telefonberatung, wie es die BVA seit 1. 1. 2020 eingeführt hat. Die nächste Maßnahme, um überfüllte Praxen zu entlasten. Die Rechnung ist einfach. Die Leistungen am Patienten sollen nicht darunter leider, dass der Arzt seine Arbeit nicht ordentlich vergütet bekommt. Es braucht deshalb ein gesundes Verhältnis zwischen Einsatz und Umsatz. Die Telefonberatung schlägt derzeit übrigens mit zehn Euro brutto zu Buche.

Das Gehalt eines Allgemeinmediziners mit eigener Praxis liegt im Schnitt bei 3.500 Euro netto im Monat. Die Gage kann stark schwanken oder gänzlich wegbrechen, weil Ärzte den typischen Risiken eines Selbstständigen unterliegen. Außerdem muss eine Praxis aufgebaut werden, Investitionen sind notwendig. Nicht zu vergessen: Wird der Arzt selbst krank, bleiben die Umsätze aus oder gehen größtenteils an einen Kollegen, der die Patienten übernimmt.

Ärzte dürfen halt nicht krank werden. Gesundheit, prost!

BETREUUNG ALTER MENSCHEN IN DEN ZEITEN VON CORONA

Alles hängt davon ab, wie stark das eigene Immunsystem ist.

Gerade alte Menschen müssen schwere, ja lebensbedrohliche Corona-Erkrankungen befürchten, weil ihre Abwehr so porös ist wie ihre Knochenstruktur.

Spitalsabteilungen für Akutgeriatrie und Remobilisation sind enorm wichtig für Menschen, die nach ihrer Erkrankung eine stationäre Nachbetreuung benötigen. Auf diese Art kann man andere Akutabteilungen entlasten. Angedachte Umbauten von Messehallen und ähnlichen Strukturen für die Versorgung der Alten erscheinen im Vergleich zur Betreuung in den eigenen vier Wänden ungeeignet. Nur im äußersten Notfall. Hallen sind eher Auffanglager, wenn die Spitäler die Kapazitäten nicht mehr haben, neue Patienten aufzunehmen. Auch einem Krankenhaus kann die Luft ausgehen.

In den Wirren von Corona sieht man, wie wichtig ein leitender Heimarzt wäre, ein Doktor, der ausschließlich für *ein* Pflegeheim zuständig und auch verantwortlich ist. Diese von uns vorgeschlagene Idee wurde im System zerredet.

Das ist typisch für die Systemstarrheit und Innovationsfeindlichkeit unseres Gesundheitssystems. Jemand schlägt etwas Gutes vor, andere nicken und haben das Thema schon geistig begraben.

Während einer Pandemie können aber nicht zwanzig verschiedene Ärzte in ein Altersheim hineinmarschieren und dort kreuz und quer durch die Zimmer rennen und fragen, bei wem's zwickt. Die Ansteckungsgefahr ist viel zu hoch. Daher der Heimarzt. Ein Pflegeheim, ein Mediziner, der sich im Notfall kümmert und die Übersicht hat. Überhaupt ist es sinnvoll, wenn Ärzte ausschließlich die Pflegeheime ihres Sprengels betreuen würden.

Alte Leute sollten nur mehr in Pflegeheime transferiert werden, wenn ihr Virenstatus negativ ist. Sollte das Altersheim doch COVID-positive Menschen aufnehmen, muss der räumliche, personelle und hygienische Schutz gewährleistet sein, ausreichend Schutzausrüstung für das Pflegepersonal sowieso.

COVID-Patienten können, solange sie stabil sind, unter entsprechenden Quarantänebedingungen im Heim versorgt werden. Und selbst wenn sich ihre Lage so drastisch verschlechtert, dass sie nicht mehr in ein Spital gebracht werden können, muss immer noch eine professionelle palliativmedizinische Versorgung vorhanden sein.

Die häusliche Versorgung und Nachbetreuung ist das günstigste und für die alten Menschen wünschenswerteste Modell. Hier können laufende Projekte die Hausärzte und die mobile Pflege unterstützen und zu einer Entlastung beitragen. Die Finanzierung dieser Projekte muss man weiterhin sicherstellen und nicht nur bereden, bis nichts passiert. Alte Menschen unter Quarantänebedingungen weiterhin menschlich und sicher zu betreuen – dieses Problem wird uns noch länger beschäftigen.

Entsprechende Projekte zur Unterstützung sind in Kärnten, der Steiermark und Oberösterreich schon vorhanden (GEKO – geriatrischer Konsiliardienst, mobile geriatrische Remobilisation), mit Personal ausgestattet und in kurzer Zeit wieder ausrollbar. Die Einbindung der Hausärzte hat bisher bestens funktioniert. Sie sind an der günstigsten Versorgung beteiligt und kennen vor allem die sozialen Hintergründe der Patienten, wie sie leben, welche Sorgen sie haben, was sie sich wünschen.

Die Betreuung und Versorgung älterer Menschen zu Hause bedingt entsprechende Ressourcen. Das betrifft die Ausstattung der Dienste und Hausärzte mit entsprechender Schutzausrüstung, genauso wie die Sicherstellung einer 24-Stundenbetreuung, falls Betreuungspersonen aus dem Ausland nicht mehr zur Verfügung stehen oder nicht einreisen dürfen.

Der nächste Schritt in die Zukunft der Pflege liegt in der Telemedizin.

Wunden kann man sich auch interdisziplinär auf dem Bildschirm ansehen, Diagnosen stellen, Therapien besprechen. Begutachtungen – einige, nicht alle – funktionieren wunderbar aus der Ferne. Dafür braucht es nicht immer die physische Anwesenheit des Arztes. Der Ausbau einer verlässlichen und kompetenten Telemedizin, verbunden mit empathischer Betreuung, kann die Bemühungen, alte Menschen solange wie möglich im häuslichen Umfeld zu belassen, sehr unterstützen.

Die notwendigen Maßnahmen des *Social distancing* sind für alte, oft alleinstehende Menschen ganz besonders belastend.

Das Problem der sozialen Deprivation wird zunehmen. Menschen sind zwangsisoliert. Abgeschirmt von der Welt da draußen. Getrennt von der Realität. Das Heim wird zur totalen Institution. Zur Anstalt. Keine Besuche, kaum Zeit für Pflege, eine Echokammer der Angst. Einsamkeit und Warten, dass die Sekunden vergehen, die letzten Takte, bis der große Regenschirm zuklappt.

Dauert so eine Phase Monate, können Menschen nicht nur trübsinnig werden, sondern aus Kummer sterben. Sie werden innerlich ausgehöhlt, geben auf, weil da kein Strohhalm mehr ist, an den es sich zu klammern lohnt.

Gerade in der Krise muss man sich mit den Alten auseinandersetzen. Die Gesellschaft darf nicht auf sie vergessen, weil gerade der Hut brennt oder ein Politiker eine Pressekonferenz gibt. Die neuen Technologien helfen. Dank der Digitalisierung können wir Pensionisten Fernseher oder Tablets hinstellen, wo sie auf Knopfdruck im Wohnzimmer beim Sohn sind oder den Enkerln beim Spielen zuschauen.

Telemedizin kann – völlig gefahrlos für den Arzt – Fragen klären. Angenommen, ein Patient sagt: »Herr Doktor, ich schlafe so schlecht ...«

Bevor man ihm ein Schlafmittel verabreicht, wäre es sinnvoll, zu fragen: »Warum denn? Geht es Ihnen schlecht, haben Sie Schmerzen?«

»Nein«, sagt der Patient. »Ich wache in der Nacht so oft auf, weil ich Angst habe. Immer wenn ich munter werde, denke ich an den Tod.«

Diesem Patienten hilft kein Schlafmittel. Das überdeckt nur kurzfristig die Angst. Was ihm hilft, ist ein ausführliches Gespräch. Und das kann der Arzt auch per Bildschirm führen.

Die Krise aber schaltet alles aus. Wichtige Projekte dürfen gerade jetzt nicht unter den Teppich gekehrt werden, aus Angst, irgendjemand lehnte sich zu weit aus dem Fenster und wird von der Kollegenschaft enthauptet.

Verantwortungsvolle Geriatrie bedeutet immer die Zusammenarbeit im multiprofessionellen Team. Das Zusammenspiel aller Berufsgruppen und Institutionen ist der wesentliche Faktor für eine gelungene Betreuung des geriatrischen Patienten.

Sorge für alte Menschen ist Sorge für uns alle.

Ein Bullet Point ist der sogenannte Vorsorgedialog. Er muss her, schnell.

Der Vorsorgedialog klärt das weitere Procedere. Ärzte und Pflegepersonal reden mit dem Patienten, wie es weitergehen soll. Was sind seine Erwartungen, gibt es eine Patientenverfügung, will der Mensch wiederbelebt werden, soll er künstlich ernährt werden oder nicht mehr, hat er spirituelle Bedürfnisse, gibt es Vorstellungen fürs Begräbnis. Essenzielle Fragen, die das Ende klären und dem Tod den Schrecken nehmen.

Der Vorsorgedialog ist der letzte Plan, den der Mensch im Leben macht.

In Deutschland ist dieses ausführliche Gespräch in Pflegeheimen sogar gesetzlich gefordert. Die Aktion heißt »Behandeln, im Voraus planen«. Sie klärt, ob im Fall einer Hirnblutung eine Therapie überhaupt gewünscht ist. Ob der alte Patient eine schwierige Operation überhaupt wünscht.

In Österreich sind wir noch weit von einer flächendeckenden Umsetzung entfernt.

Der dritte Schritt in die Zukunft der Pflege sind Isolationszimmer für Menschen, die ihren letzten Weg gehen, Palliativpatienten. Sie wissen, dass es nicht mehr lange dauert. Jemand, der dort in einem Heim sterben will, braucht nicht beim letzten Aufbäumen in ein Spital gebracht zu werden. Vernünftiger wäre, Sicherheitszonen hinter Glas zu errichten, beziehungsweise dass sich Angehörige unter Einhaltung der Hygienestandards verabschieden können.

So können auch Angehörige kommen und den Verwandten zumindest sehen. Abschied nehmen.

In den Zentren für Altersmedizin und den Pflegeheimen gibt es immer wieder Patienten mit multiresistenten Keimen. In Zukunft wird es das eben auch für COVID-19-Patienten geben.

Wie geht man mit Sterbenden um? Generelles Besuchsverbot ohne Wenn und Aber?

Man kann den Tod nicht isolieren.

Die Palliativstation ist übrigens einer der wenigen Bereiche, die vom Besuchsverbot ausgenommen sind. Der Begriff Palliativ kommt wie so vieles aus dem Lateinischen: palliare heißt »mit einem Mantel umhüllen«. Die Palliativmedizin sieht bei schwerkranken Menschen, die dem Tod schon nahe sind, eine Linderung der Leiden vor.

Die Gesundheitspolitiker haben das Besuchsverbot für »Palliativ ausgenommen«, allerdings nicht näher erklärt, wen das alles betrifft. Stationen, Heime, Hospize? Wenn ein alter Mann mit einem Lungenkarzinom todkrank auf der Lungenstation liegt, darf man ihn dann besuchen oder nicht? Diese Gemma-gemma-Beschlüsse werfen oft mehr Fragen auf, als sie beantworten. Man hat verabsäumt, Definitionen nachzureichen, und darauf sollten die Gesundheitstheoretiker achten. Wie die Wirklichkeit da draußen ausschaut. Wenn Töchter und Söhne in Tränen ausbrechen, weil sie sich vom Vater oder der Mutter nicht mehr verabschieden können. Eigenschutz ist wichtig, keine Frage, aber nur um Leute zu schützen, darf es nicht vorrangig sein, dass man Patienten, alte Menschen, links liegen lässt und im Keller wegsperrt wie früher die Pest-Opfer.

Die meisten COVID-19-Toten in Pflegeheimen gab es laut einem Bericht der London School of Economics and Political Science (LSE) Mitte April in Spanien (9.756), in Italien (9.509), in Frankreich (6.177) und in Belgien (1.405).

Palliativmedizin sieht vor, Schmerzen zu lindern und dem Menschen die letzte Etappe auf dem Lebensweg zu erleichtern. Alles eine Frage der Organisation. Letztens hatten wir den Fall eines 86-jährigen COVID-positiven Patienten, der daheim auf Pflege und Hilfe angewiesen ist. Der alte Mann trägt eine sogenannte Schmerzpumpe, die regelmäßig Schmerzmittel ins Rückenmark abgibt, damit er halbwegs würdevoll seine letzten Wochen und Monate verbringen kann. So eine Schmerzpumpe hält dreißig Tage, dann ist sie leer. Und nur weil das Coronavirus um sich greift, sollte der Alte leiden? Da kann man als Arzt nicht sagen: Ich fahre nicht hin zu ihm. Den Patienten kann man auch nicht ins Spital einliefern. Also fuhr ein Team mit Schutzausrüstung hin und füllte dem Mann die Schmerzpumpe wieder voll.

Am Landeskrankenhaus Hohenems wurde vor kurzem ein eigener Verabschiedungsraum für Angehörige von COVID-19-Kranken eingerichtet. Ein Seelsorger hatte das Konzept entwickelt.

Die Würde des Kranken darf nicht COVID-19 untergeordnet werden.

Ein anderer krebskranker, alter Herr, 85 Jahre, musste wegen Corona die letzten Stunden seines Lebens in Hektik verbringen. Er wurde von einem Spital fünfzig Kilometer weit in ein anderes Krankenhaus überstellt, weil die Angehörigen sich verabschieden wollten, was aufgrund des Besuchsverbotes aber nicht möglich war. Die Triage ergab, dass er Fieber hatte, worauf er fünf Stunden auf den Virusbefund warten musste. Der Test war negativ. Ein Pfleger brachte dann den irritierten Mann auf die Palliativstation. Nach weiteren vier Stunden schloss er friedlich die Augen im Beisein seiner Angehörigen.

Ein aufwändiger Krankentransport, jede Menge Checks und langes Warten – all das wofür? Für einige Stunden?

Was uns wieder zum Ursprungsgedanken führt. Wir brauchen keine hektischen Einzelmaßnahmen, wir brauchen ein gut durchdachtes Gesamtkonzept.

Zur gesundheitlichen Bedrohung geleitet sich die ökonomische, auch was das Älterwerden betrifft: Die

Corona-Krise vergrößert das Pensionsloch. Die Pensionsversicherungsanstalt meldet heuer, dass die Beiträge im März um fünf Prozent gesunken sind, ähnlich im April 2020. Das sind Einbußen von 100 Millionen Euro im Monat. Auch ohne Corona tut sich die PVA schwer mit den roten Zahlen. 2018 musste der Staat 9,4 Milliarden Euro zuschießen.

Unter Druck kommt auch die Krankenversicherung. Anfang 2020 hatten die Prognosen einen möglichen Verlust von 175 Millionen Euro ergeben. Peanuts im Vergleich zu dem nunmehr zu erwartenden Defizit. Die Krankenversicherung rechnet mit dem Fünffachen: mit einem Minus von einer Milliarde Euro.

ENTSCHEIDEN ZWISCHEN LEBEN UND TOD

Jemand schreit: »Das ist ein Notfall, wir brauchen einen Arzt!« Ein 14-jähriger Bub wird auf einer Bahre durch Spitalsgänge geschoben. Er bekommt keine Luft mehr, droht zu ersticken. Der Bub muss in den nächsten Minuten beatmet werden, sonst wird er es nicht schaffen. Seine Eltern zittern, schluchzen, heben die Hände unter Tränen, als die Ärztin kommt: »Bitte, tun Sie was, um Gottes willen, tun Sie doch irgendwas, retten Sie unser Kind!« Auf der Intensivstation gibt es fünf Beatmungsgeräte, alle sind im Einsatz bei fünf schwerkranken Patienten, die dort seit Tagen liegen: zwei Frauen um die dreißig, ein Mann um die fünfzig, eine 72-jährige Frau und ein 86-jähriger Mann. Was tut man in so einem Fall? Lässt man den Buben sterben, weil keine Beatmungsmaschine frei ist? Nimmt man dem alten Mann das Gerät weg und lässt ihn sterben, damit der 14-jährige überlebt? Fragt man die 72-jährige Frau, ob sie sich opfert? Lässt man eine der beiden jüngeren Frauen sterben, weil sie Krebs hat? Oder lässt man das Los entscheiden? Was würden Sie in so einem Fall machen?

Es gibt den Begriff der Zweckrationalität. Sie beschreibt die Maßnahme und das Bestreben, ein bestimmtes Ziel zu erreichen.

Dann gibt es noch die Wertrationalität. Sie ist zeit- und kulturabhängig. Wertrationalität stellt die Frage, ob es sinnvoll ist, zum Beispiel eine Infektion zu bekämpfen. Sie geht einher mit dem Wissen, das Experten vermitteln, um die Situation auf einer höheren Ebene zu betrachten.

Letzten Endes ist es eine ethische Entscheidung.

Professor Ulrich Körtner, Vorstand des Instituts für Ethik und Recht in der Medizin an der Universität Wien schreibt in seinen Leitlinien für Triage in Zeiten der Pandemie: »In der jetzigen Lage reicht es nicht mehr, die Bevölkerung darauf einzuschwören, alle von der Regierung und den Behörden gesetzten Maßnahmen einzuhalten und zu unterstützen, um die Ausbreitung des Coronavirus einzudämmen oder zumindest zu verlangsamen, bis Medikamente zur wirksamen Behandlung der Infektion und vielleicht in einem Jahr ein Impfstoff zur Verfügung stehen. Das Gesundheitssystem muss auch für den Ernstfall gerüstet sein, dass die Spitäler an ihre Kapazitätsgrenzen stoßen. Medizinische Fachgesellschaften aber sorgen bereits für den Ernstfall vor. Das ist nicht nur verantwortungsbewusst, sondern überfällig.«

Nachsatz: »Wer glaubt, das österreichische Gesundheitssystem habe nichts zu befürchten, irrt. Sollte sich die Lage zuspitzen, werden auch hierzulande Ärzte entscheiden müssen, wer noch intensivmedizinisch behandelt werden soll und wer nicht, weil die Überlebenschancen zu gering sind. Es geht im Klartext um Priorisierung und Triage, wie wir sie aus der Katastrophenmedizin und im Kriegsfall kennen.«

In ruhigen Zeiten, wenn ausreichend Ressourcen an Betten und Personal vorhanden ist, kann man ethische Akut-Entscheidungen hintanstellen. Der 14-jährige Bub wird auf eine andere Station verlegt und dort beatmet, Problem gelöst. Mehr Ressourcen bedeutet, für den Notfall gibt es mehr Lösungen, weil das Spektrum an Möglichkeiten, die dem behandelnden Arzt zur Verfügung stehen, breiter ist.

In Zeiten des Ausnahmezustands verhält sich das anders. Das Sichtfeld für Entscheidungen wird enger.

Die Manchester Triage besagt: Alle Patienten, die bei der Aufnahme und der ersten Untersuchung als nicht hoch akut eingeschätzt werden, müssen trotzdem eine Behandlung bekommen. Bei der Triage bedeutet Notfall »sofort«, »sehr dringend« heißt zehn Minuten warten, »dringend« sechzig Minuten und »normal« 120 Minuten.

Wir Spitalsmediziner machen in regelmäßigen Abständen Katastrophenübungen. Wir proben, was zu tun ist, sollten sich die Ereignisse überschlagen. Etwa bei einem Flugzeugabsturz. Oder einem Großbrand. Leute werden extra dafür geschminkt, um die Authentizität zu gewährleisten. Die Simulation soll so echt wie möglich sein.

Das leitende Notarztteam am Ort des Geschehens verteilt Karten an die schauspielenden Patienten – Statisten, die auf dem Boden liegen und sich nur zum Teil bewegen. Auf den Triage-Karten ist ersichtlich, ob der Verletzte sofort, hier und jetzt, behandelt werden muss, weil sonst etwa seine Lunge kollabiert. Ob er sofort ins Spital transportiert werden muss, um zu überleben. Oder ob es sich um aussichtslose Fälle handelt, die erst einmal liegen bleiben, damit man Zeit hat, sich um diejenigen zu kümmern, wo es noch einen Sinn hat, oder es sind Leichtverletzte, die auch später versorgt werden können.

In Krisensituationen führt Ressourcenknappheit und genereller Mangel an Personal, Material, Intensivbetten, Geräten, Medikamenten, Masken, Handschuhen etc. zu Rationierung. Ärzte sind gezwungen, forciert Entscheidungen unter Zeitdruck zu treffen. Ethisch-rechtliche Grundlagen müssen dabei, gleich wie unter normalen Bedingungen, Basis ihrer Entscheidungen bleiben.

Wer eine hohe Überlebenswahrscheinlichkeit hat, wird vorgezogen. Gleichwertig zum Ziel der Lebenserhaltung muss die Frage nach der künftigen Lebensperspektive und der Vermeidung einer sogenannten *Chronisch Kritischen Erkrankung* die Handlung begründen. Eine Intensivtherapie darf der Arzt in der Triage-Situation nur vorenthalten oder beenden, wenn kein Therapieziel vorhanden ist, beziehungsweise wenn der Patient die Behandlung ablehnt.

Das Alter darf rechtlich und ethisch gesehen keine Rolle spielen. Alter ist keine Entscheidungsgrundlage für die Behandlung. Natürlich fließt in die Entscheidung mit ein, ob jemand gebrechlich, herz- oder lungenkrank ist. Es gibt aber ein verfassungsmäßig verankertes Diskriminierungsverbot. Demnach dürfte der 14-jährige Bub aus dem Beispiel rechtlich gesehen nicht alleine wegen des Alters dem alten Mann gegenüber bevorzugt werden.

Zur Entscheidungsfindung gibt es vier Hauptkriterien.

Gerechtigkeit, verstanden als Pflicht, knappe Ressourcen so effizient wie möglich einzusetzen, fair vorzugehen und zugleich dem betroffenen Menschen gerecht zu werden.

Nichtschaden, verstanden als primäre Pflicht, durch Entscheidungen zu knappen Ressourcen das Versorgungssystem nicht zu gefährden und zugleich keine Behandlungen durchzuführen, die für den Menschen mehr Schaden als Nutzen bringen.

Wohltun, verstanden als Pflicht, mit den knappen Ressourcen den größtmöglichen Nutzen für die größtmögliche Zahl an Betroffenen zu erzielen und zugleich jene Maßnahmen zu setzen, die dem Wohl der individuell betroffenen Patienten am meisten entsprechen.

Autonomie, verstanden als Pflicht, die individuell Betroffenen auch in Ausnahmesituationen nicht zum bloßen Objekt von medizinischen Entscheidungen zu degradieren, sondern respektvoll zu behandeln und dabei die Grenzen individueller Freiheit bei Fremdgefährdung im Blick zu behalten.

Eine Altersgrenze als Triage-Maßnahme zu setzen, darf unter katastrophenmedizinischen Bedingungen nur als *ultima ratio,* als allerletzte Möglichkeit, als alleiniges Kriterium verwendet werden, wie das in Frankreich geschehen ist, als das Coronavirus das Gesundheitssystem und vor allem Ärzte und Krankenpflegerinnen überforderte. Im Elsass wurden infizierte Patienten über achtzig nicht mehr behandelt. Stattdessen ließ man Euthanasie zu. Sterbebegleitung mit Opiaten und Schlafmitteln, damit die Betroffenen »ruhig einschlafen«. Man braucht es nicht beschönigen.

Die Pensionisten sind gestorben.

Derart drastische Maßnahmen kommen im Spitalsalltag nicht vor. Entscheidungen über Leben und Tod trifft der Arzt nicht alleine, sondern im Team. Angenommen, auf der Station liegt ein sechzigjähriger Mann mit Prostatakrebs, und der Oberarzt steht vor der Wahl, ob er dem Patienten eine Chemotherapie verordnet oder nicht. Untersuchungen zeigen, dass das Karzinom schon zu weit fortgeschritten ist und Metastasen aufgetreten sind, also entscheidet sich der Arzt dagegen. Er darf die Therapie gar nicht beginnen, weil sie aussichtslos ist.

Steht ein Arzt vor einer schwierigen Entscheidung, die er alleine nicht treffen möchte, kann er das sogenannte Ethikboard hinzuziehen. Das sind Mediziner, Pflegekräfte, allenfalls noch ein Psychologe. Man versucht immer wieder zu hinterfragen:

Wer hat die besseren Chancen, und was ist der Wille des Patienten.

Im Katastrophenfall erfolgt die Sichtung und Einstufung nach Schwere der Verletzungen, dringlicher Behandlungsnotwendigkeit und Überlebenschancen. Reichen die Ressourcen nicht aus, müssen letztlich dramatische Entscheidungen über Leben und Tod getroffen werden, bei denen man aber nicht von Tötung durch Unterlassen sprechen darf, weil keine Möglichkeit zur Hilfe für alle Bedürftigen besteht. Hier sind zwei Fälle denkbar: 1. Die Behandlung wurde noch nicht begonnen, die Zahl der Behandlungsbedürftigen übersteigt aber die vorhandenen Behandlungsplätze. 2. Alle Behandlungsplätze sind bereits belegt, und es kommt mindestens ein weiterer Patient hinzu, der dringend einen Behandlungsplatz benötigt.

Die Österreichische Bioethikkommission und der Deutsche Ethikrat verweisen für beide Situationen auf den ethischen und rechtlichen Grundsatz *ultra posse nemo obligatur* – »Über das Können hinaus wird niemand verpflichtet«. Zu einer unmöglichen Leistung besteht keine moralische Verpflichtung. Womöglich wird der Arzt im Krisenfall aber gezwungen sein, die heikle Wahl, die sogenannte *tragic choice*, zu treffen.

Trotz einer Ausnahmesituation angesichts der COVID-19-Pandemie darf man die Grundlagen der Ethik nicht über Bord werfen. Den Fokus der Aufmerksamkeit. Bedeutet: Die konkrete medizinische Behandlung sieht sich einem Ansatz verpflichtet, der die kranke Person in den Mittelpunkt rückt. Ihr individuelles Wohl und ihr Wille sind die maßgeblichen Kriterien für alle weiteren Entscheidungen. Kollektive Überlegungen tauchen als Randbedingung auf. In Zeiten einer Pandemie verschiebt sich die Aufmerksamkeit sehr wohl hin zu kollektiven Überlegungen. Weil der Gesundheit des Individuums nur insofern geholfen werden kann, als das Gesamtsystem funktionstüchtig ist.

Ethische Prinzipien, das sagt sich schnell und allgemein, heißt aber konkret:

Erstens. Die Pflicht, den Willen einer kranken Person möglichst früh zu erkunden, um festzustellen, inwieweit sie bestimmte Behandlungen ohnedies ablehnen würde.

Zweitens. Die Pflicht, Risiken, Belastungen und Schäden zu minimieren, die aus einer Behandlung für die betroffene Person, aber auch für Dritte, etwa das Pflegepersonal, entstehen können. Dazu zählt die Prüfung, inwieweit ein Reanimationsversuch bei einem COVID-Patienten ein unverhältnismäßiges Risiko für das Reanimationsteam darstellt.

Drittens. Die Pflicht, auch unter Bedingungen verschärfter Ressourcenknappheit danach zu suchen, was eine – vielleicht nicht optimale, aber – unter den jeweiligen Bedingungen bestmögliche Versorgung zum Wohl der kranken Person wäre, eine erweiterte Therapie oder Palliativpflege beispielsweise.

Viertens. Die Pflicht, die Entscheidungen so zu treffen, dass sie fair bleiben und Betroffene nicht diskriminieren. Das Gleichheitsprinzip sieht vor: Jeder Mensch hat ein Grundrecht auf Leben sowie andere im medizinischen Kontext relevante Grundrechte, wie insbesondere das Recht auf Achtung des Privatlebens, der Würde. Ihr folgt eine Pflicht zur Gesundheitsversorgung ohne Ansehung der Person, das heißt ohne Differenzierung nach nicht-medizinischen Kriterien.

Während der Hochphase von Corona im März und April gab es in Österreich nie eine Situation, die das System derart überlastet hätte, dass Ärzte gezwungen gewesen wären, in der Hast und aufgrund von Ressourcenknappheit jemanden sterben zu lassen, obwohl der Patient eine Chance gehabt hätte zu überleben.

Ein hoher Stresspegel im Spitalsalltag bedeutet nicht, dass der Arzt hudeln muss. Oder keine Zeit hat, nachzudenken. Ethische Entscheidungen begleiten uns täglich. Stehen wir Ärzte vor der Wahl, eine Maschine abzuschalten oder die Therapie zurückzunehmen, geben wir dem Menschen und uns oft noch Zeit. In diesem

Zeitfenster beobachten wir, ob sich der Zustand nicht doch noch eine Spur verbessert. Wir brauchen immer ein Therapieziel, eine Prognose und eine Verbesserung der Lebensqualität. Wir haben den Tod nicht erfunden. In unseren Augen ist er auch nicht das Ende.

So eine Entscheidung ist im Schnitt einmal am Tag zu treffen. Das gehört zum Arzt-Sein dazu. Ihr geht aber viel Überlegung voraus. Die Entscheidung trifft man nicht von heute auf morgen. Wir versuchen immer, mit den Angehörigen zu reden und sie in die Entscheidung miteinzubinden; sie müssen und dürfen sie nicht treffen, haben aber das Gefühl, dabei zu sein. Angenommen, ein vierzigjähriger Mann wird mit einem Herzinfarkt eingeliefert und wacht nicht mehr auf. Er muss künstlich ins Koma versetzt werden und hat de facto keine Chance mehr zu überleben, geschweige denn ein normales Leben zu führen. In so einem Fall muss man mit den Angehörigen reden und sie hinführen, loszulassen. Das geht nicht am Telefon, nur persönlich. Von Angesicht zu Angesicht. Das kann Tage, Wochen, Monate dauern. Die Tränen in den Augen der Leute, der unsagbare Schmerz, darf die Seele eines Arztes nicht vergiften, sonst kann er seine Arbeit nicht mehr verrichten. Jeder Arzt hat eine eigene Art, damit umzugehen. Bei Rudolf Likar ist es der Berg Athos. Aus ihm schöpft er Kraft. Einmal im Jahr besucht er den Heiligen Berg in Griechenland. 2020 dürfte die Reise ausfallen.

Corona hat die Ärzteschaft vor ein neues Problem gestellt: die scheinbare Sonderstellung einer Krankheit. Als wäre COVID-19 ein VIP.

Laut Ärztegesetz sind wir angehalten, das Wohl der Kranken und den Schutz der Gesunden zu wahren. Sprich, COVID-Patienten dürfen keinen Vorzug genießen, keine Sonderbehandlung und schon gar keine Übertherapie.

Ob der Mensch Influenza hat, eine offene Tuberkulose oder Verdacht auf Ansteckung durch das Coronavirus, ist irrelevant. Es hat keinen Einfluss auf die Wertigkeit der Therapie, schon gar nicht auf die Reihung, wer zuerst behandelt wird oder sich noch ein wenig gedulden muss.

Entscheidend ist die Perspektive, wie wir dem Virus auch in Zukunft gegenübertreten werden.

Angenommen, die Rettung bringt eine zwanzigjährige Frau mit Lungenentzündung ins Spital. Der Test ergibt, dass sie COVID-positiv ist. Für uns Ärzte stellt sich dann nur die Frage: Was macht das Virus mit der Lunge? Da ist kein COVID-Teufel als neuer Dämon, der durch die Gänge schleicht, und alle fürchten sich vor ihm. Medizin und mediale Themenpräferenz sind zwei verschiedene Paar Schuhe. Auch Brad Pitt mit Corona darf keinen Unterschied machen zu einem Hansi Meier mit Gehirnschlag. In der Medizin sind Seitenblicke nur auf Organe erlaubt, nicht auf Prominente.

ETHIK AM RANDE DES WELTUNTERGANGS

Die Corona-Krise ruft einen neuen Generationenkonflikt hervor. Auf der einen Seite gilt es, die Alten und Kranken zu schützen. Auf der anderen Seite gibt es Junge, die sagen: Mich betrifft das nicht. Selbst wenn ich mich anstecken sollte, kann mir das Virus nichts anhaben. Ich huste ihm was. Und den ganzen Herrschaften, die uns zum Wohl der Allgemeinheit die Freiheit nehmen, gleich mit. Survival of the fittest und so.

Die Jungen haben andere Sorgen. Zum Beispiel wie ein Morgen ohne Perspektiven ausschaut, die dunkle Wolke der Zukunft, die als Dystopie über der Corona-Krise schwebt. Der Regen wird kommen, keine Frage, und die Welt, wie wir sie bisher kannten, wird nicht mehr dieselbe sein. Das hat auch der Innenminister sehr oft wiederholt.

In den USA geht man ein paar Schritte weiter und überschreitet die rote Linie der Ethik. Immer mehr Leute melden sich öffentlich mit der Meinung, man müsse nicht die Menschen, sondern die Wirtschaft um jeden Preis schützen. Darum sei es angebracht, dass sich die Alten opfern. Sie sollen mehr oder weniger freiwillig ihr Leben lassen, damit das Land überlebt.

Dan Patrick, Vizegouverneur von Texas, macht das Säuberungsverfahren zu einem Prinzip natürlicher oder forcierter Auslese. »Wenn wir das Land länger als drei Monate herunterfahren, wird Amerika zusammenbrechen. Ich habe mit Hunderten Leuten gesprochen, und alle sehen das so wie ich. Lasst uns zurück zur Arbeit gehen. Lasst uns zurückkehren zu unserem Leben. Lasst uns vernünftig sein. Und all jene über siebzig müssen selbst auf sich achtgeben. Aber opfert nicht das Land. Macht das nicht. Ruiniert nicht dieses großartige Amerika.« Man müsse den Tod von Zehn-, vielleicht sogar Hunderttausenden in Kauf nehmen, damit dem Dollar nicht die Luft ausgeht.

Donald Trump wollte den Shutdown so kurz wie nur möglich halten und argumentierte so: »Hunderttausende Amerikaner sterben jedes Jahr bei Autounfällen. Verbieten wir deshalb das Autofahren?«

Ein Ende mit Schrecken sei in jedem Fall besser als ein Schrecken ohne Ende. In Form eines ökonomischen Zerfalls. Während China sich vom Coronavirus längst erholt hat und über Strohmänner langsam die Aktien dieser Welt aufkauft.

Sozialethisch ist das die Antithese zur globalisierten Form des Frohsinns à la Wir-sind-alle-miteinander-verbunden. Es ist ein Rückfall zu einer Gesellschaft, die sich einschließt und die Augen vor der Zukunft verschließt.

Jean Paul Sartre hat dazu einen Klassiker der Weltliteratur geschrieben. *Huis clos* heißt das Buch auf Französisch, zu Deutsch *Geschlossene Gesellschaft*.

Sartre trug gern Schwarz und versprühte im Paris der Fünfzigerjahre seine Melancholie wie ein schweres Parfüm. Er war einer der Hauptvertreter des Existenzialismus, einer literarisch-philosophischen Strömung, die im Menschen auch gleich seine Existenz sah. Es bedeutet, dass der Mensch zuerst da ist, sich begegnet und danach definiert. Als einziges Wesen, das Nein sagen und lügen kann, hat der Mensch die Bürde der Freiheit und der Verantwortung. Einen Gott braucht er nicht. Er ist sich selbst genug Existenz.

Geschlossene Gesellschaft ist ein Drama. Drei Menschen – zwei Frauen und ein Mann – sitzen zusammen und wissen, sie sind in die Hölle gekommen. Sie haben Verbrechen begangen. Der Journalist Garcin hat seine Frau misshandelt und war auch sonst kein Held. Die lesbische Inès hat eine junge Frau verführt, deren Ehemann wird von einer Straßenbahn überfahren, möglicherweise handelt es sich um einen Selbstmord. Estelle, die dritte in der Runde, hat ihr Kind ermordet und ihren Geliebten in den Tod getrieben. Alle drei warten auf das Feuer der Hölle, die Qualen, aber von Folter keine Spur. Erst mit der Zeit wird ihnen klar, was hier gespielt wird. Jeder ist dazu verdammt, den beiden anderen das Leben zu verleiden und selbst gequält zu werden. Sie drei sind ihre eigenen Folterknechte. Sie können nicht weg. Sie können nicht töten. Sie können auch nicht sterben. Sie sind dazu verdammt, zusammen zu sitzen. In ihrer kleinen Welt. Das ist ihre Strafe. Es gilt der berühmte Satz: *L'enfer, c'est les autres*. Die Hölle sind die anderen. Die drei wollen ausbrechen aus diesem schrecklichen Gefängnis, sie schreien, schlagen gegen die Tür. Und irgendwann öffnet sich die Tür. Sie sehen darin eine Falle. Drängen sich zu dritt wieder zusammen. Keiner verlässt den Raum. Garcins letzte Worte: *Also, machen wir weiter*. Sie bleiben. Ihre Hölle ist das Leben.

Wir haben eine gute Nachricht.

Der Weltuntergang wurde bis auf Weiteres verschoben.

Als Ärzte wissen wir: Corona ist kein Killervirus, selbst wenn Medien den Eindruck erwecken, als wären die Vier Apokalyptischen Reiter auf der Westautobahn Richtung Wien unterwegs.

Nur weil sich im April die Hoffnung zerschlagen hat, dass womöglich schon ein Gutteil der Österreicher eine Coronainfektion ohne Symptome durchgemacht habe und man demnächst auf die sogenannte Herdenimmunität setzen könne. Ein Dunkelziffertest an mehr als 2000 Österreichern hat gezeigt, dass weniger als ein Prozent der Bevölkerung Antikörper gegen das Virus gebildet hat. Die erwünschte Durchseuchung im Hinblick auf Immunisierung wird also noch lange dauern.

Die Zeit kann man sinnvoll nützen, um sich weiterzubilden und den Geist gegen Einflüsse von außen zu stärken.

Wichtiger ist zum Beispiel, was die Menschheit eint, was sie auseinandertreibt, und was es zu ändern gilt.

Angenommen, wir sehen uns in ein paar Jahren mit einer anderen Krankheit konfrontiert, an der plötzlich wirklich viele Menschen sterben. Ein genetisch verändertes Virus, COVID-23, das in kurzer Zeit vierhundert Millionen Menschen dahinrafft und ein Zwanzigstel der Weltbevölkerung ausrottet.

Was passiert mit einer Menschheit, die sich dann nicht ethisch verhält? Wir müssen bereit sein, einen Kodex der Mitmenschlichkeit zu unterzeichnen, einen Weltvertrag, der regelt, dass wir nicht ins Mittelalter zurückfallen oder gleich in die Steinzeit und uns mit Keulen die Schädel einschlagen. Gleichzeitig stellt sich die Frage, ob sich Österreich und die EU von China abhängig machen soll? Wer billigst produziert, zahlt irgendwann drauf.

Der Ruf *Macht Urlaub im eigenen Land!* ist für die Wirtschaft vernünftig, ebenso *Kauft Produkte aus der Heimat!*, das kurbelt den Handel wieder an. Die Abschottung ist Wasser auf den Mühlen der Populisten, die Patriotismus ausrufen und *sich schützen* wollen. Wer die Zäune hochzieht und die Barrikaden aufstellt, fördert eine Form des Nationalismus, die flächendeckende Kontrolle zur neuen Demokratieform erklärt. Und auch eine Mir-san-mir-Mentalität.

Ist es das Ende des Welthandels? Kontinente als autarke Blöcke, die höchstens auf sich schauen?

In dieser Krise liegt die Chance auch im Überdenken von Meinungen und Handlungen. Vielleicht übt sich der Mensch in neuem Tun, das wirtschaftsethisch vertretbar ist. Fair Trade 2020. Erlebt fairer Handel einen Aufwind, oder ist die Ausbeutung von Menschen wichtiger, um das kapitale Weltgefüge nicht zu erschüttern.

Wir können mit Konsum bewusster umgehen. Aber kann sich das Konsumverhalten einer Gesellschaft ändern?

Nachhaltigkeit prallt auf Nationalstolz.

Made in Austria trifft auf dead in Moldavia.

Sind die Dinge nicht längst außer Kontrolle geraten, nicht nur, was das Gesundheitswesen betrifft, sondern generell?

Wir sind alle miteinander verbunden. Schön und gut, aber wie nutzen wir das geistige Kollektiv, mit Youtube und Youporn?

Man muss kein Vegetarier sein, um zu fragen: Ist es richtig, Fledermäuse und Schlangen zu essen?

Oder will sich die Natur nur eine kleine Auszeit vom Menschen nehmen? Der Mensch kann bestimmen, ob er diese Welt verdient hat und zurückkehrt oder sich nicht besser doch mit einem gigantischen Seufzer von diesem Planeten verabschiedet, damit die Einzeller wieder von vorne beginnen können; mit dem großen Experiment Leben.

WIR ETABLIEREN E-HEALTH BUNDESWEIT

Digitale Kommunikation hat sich in Krisenzeiten als Segen erwiesen. Videotelefonie, vernetzte Konferenzen, interaktive Lernsysteme, virtuelle Abendessen, Prost-Partys via Skype, Ostergrüße, winkende Enkel, die den Großeltern ein Lächeln ins Gesicht zaubern. Der Mensch, wenn schon kaserniert, hat zumindest eine andere Möglichkeit, mit Freunden und Verwandten zu reden oder sich mit Kollegen über Kurzarbeit und Langzeitfolgen auszutauschen. Ohne Fortschritt, ohne Internet, wären wir aufgeschmissen. Das Festnetztelefon oder der gute alte Viertelapparat, wer sowas noch kennt, hätte herhalten müssen, allenthalben die Brieftaube mit Schutzmaske.

In der Medizin macht die Digitalisierung genauso Riesenschritte Richtung Benutzerfreundlichkeit und Patientenwohl. E-Health ist ein Sammelbegriff für den Einsatz digitaler Technologien im Gesundheitswesen. Er bezieht sich auf Hilfsmittel und Dienstleistungen, bei denen Informations- und Kommunikationstechnologien (IKT) zum Einsatz kommen, die Vorbeugung, Diagnose, Behandlung, Überwachung und Verwaltung vereinfachen. Die Möglichkeiten dienen Ärzten wie Patienten, indem sie den Zugang und die Qualität der

Behandlungen verbessern und dadurch den Gesundheitssektor effizienter machen. E-Health umfasst Informationen und Datenaustausch zwischen Patienten und Gesundheitsdiensten, Krankenhäusern, Beschäftigten im Gesundheitsbereich plus Informationsnetze zum Thema Gesundheit. Dazu gehören elektronische Patientenbefunde, Telemedizin-Dienste, tragbare Geräte zur Überwachung von Patienten, Software für Operationssäle, Operationsroboter bis hin zu Grundlagenforschung am virtuellen physiologischen Menschen.

Telemedizin bezeichnet die Anwendung von digitaler Technologie zum Austausch medizinischer und pflegerischer Informationen wie Bilder oder Krankengeschichten über eine räumliche Distanz. Dadurch eröffnet sich die Möglichkeit für Patienten, auch in entlegenen Regionen Zugang zu Gesundheitsversorgung zu erhalten und Kosten zu sparen.

In Klagenfurt, Ferlach und Villach gibt es ein Pilotprojekt, das den Einsatz von digitaler Technologie daheim bei Pensionisten testet. Das Studienprojekt mit der eigenwilligen Schreibweise Smart VitAALity begann 2018, umfasst 200 Haushalte und dauert drei Jahre.

Die zentralen Komponenten des Systems sind ein Tablet mit Apps zur Unterstützung von Gesundheit und Kommunikation, dazu eine Smart Watch, die zählt, wie viele Schritte der Träger an einem Tag macht, außerdem hat die Uhr eine Alarmfunktion für zuhause und unterwegs, sollte der Mensch stürzen oder einen Anfall haben.

Die Rentner konnten vor Beginn des Tests alle Geräte in einer Musterwohnung an der Fachhochschule Kärnten testen. Es zeigte sich, dass Smart Living und Präventivmedizin im Alter sehr wohl zusammenpassen. Die betagten Leute konnten erstaunlich schnell mit der Technik umgehen und hatten sogar Freude daran. Gezeigt und erklärt wurde ihnen, wie man die gemessenen Vitalwerte – Blutdruck, Puls, Gewicht und Blutzucker – in das medizinische Care Center überträgt und wie sie selbst immer Überblick über Ihre Gesundheitsdaten haben.

Fünf Kontakt- und Bewegungssensoren, die in der Wohnung angebracht sind, erkennen alle Aktivitäten: Wann der Mensch in der Früh aufsteht, wohin er im Laufe des Tages geht und wann er sich zur Ruhe bettet. Das dient nicht der Überwachung, sondern zeigt, wie aktiv oder passiv jemand ist.

Smart VitAALity verfolgt generell einen präventionsbasierten Unterstützungsansatz. Die Zielgruppe sind Seniorinnen und Senioren, die selbstständig zuhause leben und noch aktiv im Leben stehen. Die Testpersonen sind Menschen im Alter zwischen sechzig und 85 Jahren, die mit Unterstützungsbedarf (bis hin zu Pflegestufe 4) in einem Haushalt leben. Die Ethikkommission stellte der Aktion ein gutes Zeugnis aus. Die vorläufigen Studienergebnisse sind exzellent.

Es spricht nichts dagegen, das System – oder ein ähnliches E-Health-Programm – landes- und bundesweit auszurollen. Die Überprüfung der Vitalparameter bei älteren Menschen in Echtzeit kann das Gesundheitssystem enorm entlasten. Einerseits bekommen niedergelassene Ärzte und im Ernstfall auch Spitäler valide Daten. Die Seniorinnen und Senioren haben 24 Stunden die Möglichkeit, mit einem Arzt oder Pfleger Verbindung aufzunehmen, insbesondere auf dem Land und in entlegenen Gegenden ist das eine sinnvolle Sache. Nicht zuletzt auch, um der Einsamkeit entgegenzuwirken.

Gerda H., 81, sitzt im Wohnzimmer ihres Hauses in einem Schaukelstuhl. Sie hat ein Tablet auf dem Schoß liegen und drückt auf den Touchscreen. Ihre Werte sind normal, das beruhigt sie, sie überlegt, ob sie einen Apfel essen soll, und da fällt ihr ein, dass ihre Nichte doch bald heiraten wird. Zur Hochzeit wird Gerda es nicht schaffen, dafür ist sie zu gebrechlich. Aber sie wird alles live mitverfolgen können. Das hat ihr die Digitali-, egal, diese neue Technik geschenkt. Jetzt drückt sie auf das Telefon-Emblem und wählt Hanni, ihre Nichte. Sie will fragen, ob das Brautkleid passt und alles Liebe wünschen, es soll ja auch noch ein Baby in ein paar Monaten kommen. Ah, da ist ja die Hanni!

Ein anderes EU-Projekt trägt den Namen Health Net. Es geht um die Betreuung von Patienten mit chronischen Wunden. Die Vorgehensweise: Praktische Ärzte untersuchen die Leute daheim und machen mit iPads Fotos der Wunden. Die hochauflösenden Bilddaten werden an die Wundambulanz im Krankenhaus geschickt und dort von Spezialisten überprüft. Auf die Art entfallen Wegzeiten, Krankentransporte und weitere Arztbesuche, die oft keine Besserung mit sich brachten und die Patienten immer hoffnungsloser werden ließen.

Teilnehmer am Health Net sind die Universität Triest, die Region Friaul in Norditalien und das Elisabethinenkrankenhaus in Klagenfurt. Die Ergebnisse des Pilotprojektes zeigen, dass die beteiligten Ärzte und alle Patienten mit dieser Art von Wundbehandlung durchwegs positive Erfahrungen verbinden. Schon nach kurzer Zeit sanken die von den Patienten erlebten Belastungen deutlich: Die Schmerzen an der Wunde ließen nach. Die Behandlung der Wunde selbst wurde als wenig belastend erlebt. Die Frustration wegen der langen Heilungsdauer ist kaum mehr gegeben, die Angst vor Verschlechterung oder neuen Wunden deutlich reduziert. Kurzum, die Lebensqualität steigt deutlich.

Natürlich empfiehlt es sich, dass die Gesundheitsberufe miteinander kommunizieren und nicht gegeneinander intrigieren. Kooperationen universitärer Natur, auch unter Einbindung von Krankenhäusern, gehören anständig ausgebaut.

Auch bei dem Projekt GEKO (geriatrischer Konsiliardienst in Pflegeheimen zur Unterstützung der Hausärzte und der Heime) wurde telemedizinische Beratung (beispielsweise mit der Dermatologie am Klinikum Klagenfurt) etabliert. Die Bewohner müssen nun nicht mehr oder zumindest nicht mehr oft in die Klinik transferiert werden. Die Beratung erfolgt digital.

Die Digitalisierung soll aber nicht den Patientenkontakt abschaffen. In Krisenzeiten kann auch Improvisation Wunder wirken. Eine Stationsschwester hat auf das Besuchsverbot in Altersheimen klug reagiert. Die Angehörigen durften das Haus nicht betreten, also machte sie das Fenster im Wintergarten auf und ließ draußen die Familie in angemessenem Abstand vorbeispazieren und winken – allein der optische Kontakt löste ein Glücksgefühl bei der alten Frau aus. Sie merkte, dass sie jemand besuchen kam.

Auch mit anderen Projekten wie Horizon 2000 sollen neue Technologien in die Breite gebracht werden. Zum Beispiel ein Fahrrad mit drei Rädern, das mit einem Navi ausgerüstet ist, um den betagten und gebrechlichen Fahrer allenfalls auch allein wieder zum Heimplatz zurückzubringen. Falls sie oder er sich verfahren hat.

Und auch wir Ärzte müssen uns an der Nase nehmen. Die Unmengen an Kongressen und Symposien haben in den letzten Jahren überhandgenommen. Müssen wir uns wirklich zu Tausenden in die Flugzeuge setzen und von einem Kontinent zum nächsten jetten, in Fragen oder Präsentationen, die genauso gut online besprochen und beredet werden könnten? Online-Kongresse boomen. Viele Meetings und größere Besprechungen können wir heute ganz leicht in virtuellen Räumen führen, lange und sooft wir wollen. Und am Ende, wenn ein Ergebnis vorliegt, können sich die Beteiligten immer noch treffen und auf den Erfolg anstoßen. Der Menschen ist ein soziales Wesen, klar. Bei der Frage um Online-Kongresse geht es um das Sowohl-als-auch. Nicht um das Entweder-oder.

Große Kongresse werden bleiben, sie lassen sich auch noch am ehesten finanzieren. Kleine Kongresse und Foren lassen sich heutzutage nur noch schwer organisieren, ohne am Ende mit einem roten Minus dazustehen, sofern Pharmafirmen letzten Endes nicht doch einen Scheck ausstellen, damit alle wissen, wer hier als Gönner eingesprungen ist und das Sagen hat.

Der Vorteil ist, dass der Austausch im kleinen wissenschaftlichen Kreis immens Zeit spart. Früher musste man alles planen, mit dem Auto stundenlang fahren, eine Unterkunft besorgen – vielleicht für zwei Stunden Nettozeit, in der das eigentliche Thema behandelt wird. Das gleiche Meeting kann man heute gemütlich im Garten abhalten, mit dem Laptop vor sich und mit der Badehose unter dem weißen Mantel. Bis der letzte Besprechungspunkt abgehakt und nur mehr ein Knopf wichtig ist.

OFF.

DIE ÄRA DES SOZIALEN ABSTANDS

Einen Meter mindestens. Das Separieren war anfangs noch mit Humor und tollpatschigen Gesten verbunden, es macht aber etwas mit dem Menschen. Es nagt an seiner Seele wie eine Ratte.

Die Distanz ist nicht gewollt oder gewünscht, sie ist gesetzlich gefordert und entsetzlich gefürchtet. Ein neues Cocooning hat sich eingestellt. Das erzwungene Daheimbleiben, die Vorstufe zum kollektiven Schrecken in einem Militärstaat. Eltern hocken mit ruinierten Ehen und einem schreienden Kind in der Gemeindewohnung und warten, dass die Zeit vergeht. Die Polizei meldet einen deutlichen Anstieg an Gewalt in der Familie und Wegweisungen. Aber wohin? Depressionen, Scheidungen, auch die Selbstmordrate werden möglicherweise steigen.

Inkonsistenzen sind durch die Maßnahmen vorprogrammiert: Warum sind Baumärkte geöffnet, nicht aber Möbelhäuser? Oder wie erklärt sich das Paradoxon, dass die Alten, denen besonderer Schutz zukommen soll, da sie am gefährdetsten erscheinen, sich frei bewegen dürfen, Kinder und junge Menschen freilich, die als Überträger in Frage kommen (die Alten nicht?) aber kaum erkranken, zu Hause bleiben müssen, keine Freunde besuchen und nicht auf den Spielplatz gehen dürfen, aber unter ungünstigen Bedingungen Homeschooling erfahren? Kinder sind aus dem öffentlichen Leben verschwunden. Die Vorstellung, dass Mütter und Väter ihr Homeoffice parallel zum Homeschooling ihrer Kinder zu Hause friktionsfrei mit hoher Qualität erfüllen können, ist schlicht unmöglich. Die Zukunft wird zeigen, welche Auswirkungen das hat.

Die tägliche Berichterstattung hat zu einer ungeahnten Durchdringung der Bevölkerung mit Begriffen wie Virus, Pandemie, Abstand halten, Hände waschen, Kampf und dergleichen geführt. Das *Perception Management* der Regierungsverantwortlichen ist gelungen, die Bevölkerung offensichtlich gut auf Schiene gebracht. Wer kennt sich schon bei Datenerhebungstechniken, statistischen Prognosen aus und kann alles informiert und objektiv interpretieren? Wer die Zeitungsüberschrift *... sonst gibt es im Land zehntausende Tote* sieht, wird kaum den erklärenden Text zu statistischen Feinheiten lesen, auf jeden Fall sind diffuse Ängste geschürt. Die vergleichsweise beruhigenden Untersuchungsergebnisse des SORA-Instituts, dass in Österreich zwischen 0,12 und 0,76 % der Gesamtbevölkerung mit CoV-2 infiziert sind, absolut also zwischen 10.200 und 67.400 Personen (außerhalb der Spitäler), fallen dabei gar nicht auf.

Bundeskanzler Kurz zeichnete ein Schreckensszenario via TV: Bald werde jeder Mensch in Österreich jemanden kennen, der am Virus gestorben ist. Man hätte das einen Tick behutsamer ausdrücken können. Hat sich glücklicherweise auch nicht bewahrheitet.

Einkaufen mit Maskenpflicht und Einkaufswagen für den Abstand.

Leben in Zurückgezogenheit, der Fernseher ist der einzige Freund, der immer spricht.

Neurosen, Zwänge, der freie Geist in einer eisernen Klammer.

Was bleibt, sind Risse, Löcher, Krater in der Zuversicht.

Die psychosozialen Herausforderungen sind enorm. Das Gros der Leute hat von heute auf morgen kaum einen oder gar keinen Job mehr. In Österreich waren Ende April 900.000 Menschen auf Kurzarbeit und 560.000 arbeitslos. In den USA, so die Prognosen, soll bald einer von drei arbeitslos sein. Die Auswirkungen auf die Weltwirtschaft sind unabsehbar. Ganze Sparten brechen ein, weg. Im Strudel der Ereignisse finden sich viele Menschen nicht mehr zurecht, weil die Angst vor dem Leben größer ist als die Furcht vor dem Virus. Das eine macht dich schnell krank, aber das andere bringt dich langfristig um. Wie ein subkutanes Gift, das unter der Haut liegt und langsam Mikrodosen des Wahnsinns abgibt.

Soziales Distanzieren wird uns immer vor Augen halten: Vorsichtig sein. Eine falsche Bewegung, und es hat dich erwischt. Ein Leben wie auf rohen Eiern.

Angst ist ansteckend.

Wer hätte gedacht, dass wir Masken tragen müssen, ihretwegen haben wir die Asiaten noch vor kurzem belächelt.

Die Kampfrhetorik der Berichterstattung führte zu manifester und latenter Angst in der Bevölkerung. Wie sonst lässt sich die Knappheit am Germ (lag's nur am Guglhupf für die Osterjause?) und der Run aufs Klopapier erklären? Nicht nur in Österreich wurde fleißig gehamstert. In Deutschland musste die Polizei eine Kundin, die sich aus Protest aufs Kassenband gesetzt hatte, weil sie vergeblich Klopapier verlangt hatte, mit Handschellen abführen. Zwar ist Angst ein wirkungsvolles Steuerungsinstrument, mit der die Politik gerne hantiert, um bestimmte Ziele zu erreichen. Auf Dauer gesehen ist die Angsterzeugung aber ein schlechter Ratgeber. Angst hat viele Neben- und Nachwirkungen. Ihre Spätfolgen sind unabsehbar.

Nur als Gedankenexperiment: Welche Folgen hätte es, wenn es täglich Berichte über die Verkehrstoten, Verletzten und die Kollateralschäden durch Verkehrsunfälle gäbe? Oder über die an der Grippe erkrankten Personen und die Toten? Freilich, das ist mit einem neuen Virus nicht vergleichbar, aber trotzdem, was würde geschehen? Oder wenn es bei SARS im Jahr 2003 oder bei MERS im Jahr 2012 eine ähnlich geartete Berichterstattung gegeben hätte?

Einige der verordneten Beschränkungen – Homeoffice, Ausgangsbeschränkungen, verringerte Einkaufsmöglichkeiten, Unterrichtsverlagerung – bewirken ein verringertes privates und öffentliches Verkehrsaufkommen. Es ist gespenstisch. Man fühlt sich zum Teil um fünfzig Jahre zurückversetzt, so wenige Autos fahren auf den Straßen.

Das erinnert an das Counter Clockwise-Experiment von Ellen Langer. In diesem Experiment lebten alte Menschen für eine Woche in einer Wohnumgebung, die zeitversetzt um zwanzig Jahre früher eingerichtet war, einschließlich Zeitungen, Fernsehsendungen, Nachrichten. Der Effekt: eine veritable Verjüngungskur. Die Beteiligten fühlten sich agiler, sahen jünger aus und waren deutlich beweglicher. Welche Effekte der Corona-Maßnahmen dürfen wir erwarten? Das ist schwer abzuschätzen. Prognosen haben es so an sich, dass das Eintreten des Vorhergesagten ungewiss ist.

Es geht uns dabei so wie der Larve der Zwiebelfliege, die sich durch die Schalen der Zwiebel frisst. Sie weiß auch nicht, wie die nächste Schale schmeckt, bevor sie sich zu ihr durchgefressen hat.

Gegenwärtig hat man den Eindruck, die Stimmung ist gedämpft bis leicht gereizt, hoffend und etwas surreal, eher abgehoben als aufgehoben und durch die Maskenpflicht zusätzlich eines großen Teils der Kommunikations- und Verhaltensweisen beraubt.

Kurz vor Ausbruch der Corona-Krise wurde die Hotline 1450 eingerichtet. Sie hat ihre Feuertaufe mit Ausbruch der Pandemie erfahren. Mit dem Erfolg, dass die Nummer oft überlastet war, lange Wartezeiten entstanden, neue Mitarbeiter aufgenommen und geschult werden mussten, um den Ansturm bewältigen zu können. Offensichtlich gibt es ein Bedürfnis vieler Menschen, rasch Informationen zu erhalten, ihre Ängste auszudrücken und Rat einzuholen, der oft auch weit über die medizinischen Fragen hinausgeht. Parallel dazu sind die Ambulanzen in den Krankenhäusern schwach besucht, viele Ärzte ordinieren telefonisch. Operationen werden verschoben und nur Akutbehandlungen vorgenommen. Patienten beklagen sich, dass sie im Krankenhaus nicht behandelt werden oder machen sich Sorgen und vermeiden es, das Krankenhaus aufzusuchen. Es mussten schon Patienten öffentlich aufgerufen werden, im Anlassfall doch das Krankenhaus aufzusuchen. Eine verwirrende und verunsichernde Situation. Die Inanspruchnahme der Hotline zeigt, wie groß die Angst sein kann, aber auch, wie mancher Arzt- oder Ambulanzbesuch möglicherweise vermieden werden könnte.

Der Ausbruch hat nicht nur Österreich überrascht, vorbereitet war kaum jemand. Die Überraschung war ähnlich wie die des Herrn von Wurzel in Ferdinand Raimunds Stück *Der Bauer als Millionär*, als das hohe Alter vorfuhr und ihn jäh zum Greis machte. Wurde früher häufig, wenn auch nicht gerne, an Infektionskrankheiten gestorben, die sich epidemisch verbreiteten, können wir das Problem heute elegant durch Impfungen lösen. Krankheiten wie Keuchhusten, Typhus, Tuberkulose und Diphterie sind Geschichte. Old-School-Medizin. Im Vordergrund stehen heute chronische Leiden wie Bluthochdruck oder Diabetes. Epidemien und Pandemien sind zwar nicht selten, aber doch keine Tagesereignisse. Sie widersprechen unserer allgemeinen Vorstellung der Ordnung und der Lebensbewältigung, *alles im Griff zu haben,* und nicht zuletzt der Leistungsfähigkeit der Medizin.

Solidarität wird eine Neudefinition brauchen. Rote Fähnchen am 1. Mai zu schwingen wird nicht reichen. Eine uniforme Sicht soll es sein. Ein Bekenntnis zur Anständigkeit.

In der Chicagoer Weltethos-Erklärung kommen Ansprüche einer noblen Haltung sehr schön zum Ausdruck:

»Wir sind alle voneinander abhängig. Jeder von uns hängt vom Wohlergehen des Ganzen ab. Deshalb haben wir Achtung vor der Gemeinschaft der Lebewesen. Wir tragen die individuelle Verantwortung für alles, was wir tun. All unsere Entscheidungen, Handlungen und Unterlassungen haben Konsequenzen.

Wir müssen nach einer gerechten sozialen und ökonomischen Ordnung streben, in der jeder die gleiche Chance erhält, seine vollen Möglichkeiten als Mensch auszuschöpfen. Wir müssen in Wahrhaftigkeit sprechen und handeln sowie mit Mitgefühl, indem wir mit allen in fairer Weise umgehen und Vorurteile und Hass vermeiden.«

Der österreichisch-amerikanische Kardiologe und Bioethiker Erich Loewy sah Ärzte als Reisebegleiter und empfahl bei ethischen Entscheidungen die Beantwortung von drei Fragen. Wo sind wir? Wo wollen wir hin? Wie kommen wir zum gewünschten Ziel?

Die vielzitierte *neue Normalität* wird die Reise nicht angenehmer machen. Die Business Class ist bis auf Weiteres geschlossen, die First Class sowieso. Langsam hatte die Regierung die Restriktionen gelockert, um die Menschen an die Bewegung im öffentlichen Raum wieder heranzuführen. Gleichzeitig müssen die Hygienerichtlinien und die Abstandsbestimmung eingehalten werden, sonst gibt es Strafzettel.

Freiheit. Heißer Atem unter Schutzmasken. Plastikhandschuhe. Schwitzende Hände. Desinfektionsmittel. Aufschrecken, wenn jemand hustet, als hätte er eine Handgranate gezündet.

Freiheit ist kein Zustand, sondern eine Bewegung.

Sie ist alles andere als selbstverständlich und muss in einer höchst ungleichen Welt hart erkämpft und mühevoll erhalten werden. Sie wurde auch uns nicht geschenkt, sondern wir durften sie übernehmen. Sie ist eine der wichtigsten Errungenschaften der Zivilisation und wahrscheinlich das kostbarste Gut der Menschheit überhaupt. Freiheit bedeutet aber auch, Verantwortung zu übernehmen, wahrscheinlich mit ein Grund, warum sich viele vor ihr fürchten.

Freiheit beginnt und gedeiht dort, wo die Angst aufgehört hat, zu sein. Freiheit ist aber auch ein unbeschreibliches Lebensgefühl.

Freiheit zeichnet sich durch ihre Selbstbestimmtheit, ihre Unabhängigkeit und ihre Herrlichkeit aus. Freiheit ist eine starke Emotion. Wer könnte es treffender formulieren als einer der größten Freiheitskämpfer in der Geschichte, Che Guevara:

»Es gibt nur eine Sache, die größer ist als die Liebe zur Freiheit: der Hass auf die Person, die sie dir wegnimmt.«

Wir dürfen uns von Inszenierung nicht blenden lassen.

Ein interessanter Aspekt ist, dass die Volksgesundheit derzeit von Politikern gesteuert wird, nicht von Ärzten. Die Ärzte als Berater sind im Hintergrund. Krisenbeauftragte besprechen sich in Hinterzimmern und loten aus, was für die Bevölkerung noch zumutbar erscheint.

Wenn man als Arzt mit der Bevölkerung spricht erfährt man, dass die Politik viel Angst geschürt hat, dass die Menschen Angst haben vor COVID, Angst haben vor Erkrankung, dass sie teilweise, wenn sie an COVID erkrankt sind, sich wie Aussätzige fühlen, was auch mit dieser App unterstützt wird. Im Dialog heißt es, die Medizin müsse dem Menschen wieder die Angst nehmen.

Das definiert das Missverhältnis: Politik schürt Angst, Medizin muss Angst nehmen. So geht die Gleichung aber nicht auf, liebe Freunde. Es muss dieselbe Gruppe, die Angst schürt, diese Angst auch wieder zurücknehmen.

Der Tod flimmert als unsichtbare Bedrohung über die Fernsehschirme. Zuerst hat man gezeigt, wie schlimm es in Italien ist, dann hat man gezeigt, wie gut es in Österreich gelöst wurde, und jetzt zeigt man wieder, wie schlimm es in Ecuador oder in Amerika oder in Brasilien ist.

Schandflecken allerorts, wir aber haben alles im Griff.

Was erschreckend ist: Man hat hier grundsätzlich immer mit Bedrohungsszenarien gearbeitet, man hat nie positiv gesagt, wir packen es an, wir stehen es durch, wir schaffen es. Sondern immer nur mit neuen Bedrohungen gearbeitet und die Menschen in Angst versetzt, sodass die Leute, wenn sie sich heute bewegen, angstbesetzt sind, sich gegenseitig denunzieren und andere in Misskredit bringen.

Man hat es geschafft, eine Bevölkerung, die bis auf ein paar Starrköpfe grundsätzlich positiv gesinnt war, zu verunsichern, Ringel und Freud hätten ihre Freude daran. Die Menschen sind angstbesetzt, das ist unter anderem auch einer Kriegssprache geschuldet: Wir sind die COVID-Regierung, wir sind das COVID-Parlament, ihr seid das COVID-Volk. Smarter wäre es gewesen, zu sagen: Wir haben ein Problem, es ist eine Infektionskrankheit, so wie andere auch, die jetzt gefährlicher ist, weil noch keine Therapie, keine Impfung da ist, aber wir werden das bewältigen.

Keiner spricht über Menschen, die mit schweren Herzinfarkten dann erst zur Koronarangiographie kommen, wenn es schon zu spät ist. Diese Toten interessiert niemand, weil sie keinen positiven Corona-Abstrich haben. Ein schwaches Herz ist nicht berichtenswert. Wenig Effekt im Storytelling.

Auch zu hinterfragen ist, warum Kriege nicht so abschreckend inszeniert sind. Wenn Kriege gezeigt worden sind, insbesondere Szenarien von Kriegsschauplätzen weltweit, wurden nie die Toten als Bedrohung gezeigt. Wahrscheinlich wollte man die Waffenindustrie nicht ins schlechte Licht rücken, weil die Waffenindustrie auch die Wirtschaft ankurbelt. Zynisch weitergedacht, bedeutet das: Wenn man die Wirtschaft ausschaltet wie jetzt, könnte man sehr wohl auch diese Toten als Bedrohung herzeigen, als eigene, tägliche Totenstatistik. Oder man könnte auch einen Tag nur die Geheilten bringen. Eine Vergleichszahl wäre, wie viele Menschen täglich ohne Corona in Österreich sterben, diese Zahl hat man vermisst, geschweige denn die Differenzierung, ob man *durch* oder *mit* COVID-19 verstorben ist. Eine andere Raffinesse besteht darin, dass das Gesundheitsministerium – verantwortlich für das Funktionieren des Gesundheitswesens – die Zahl der Corona-Toten zählt und auch die Polizei, sprich das Innenministerium. Man fragt sich warum eigentlich? Liegt im Tod eine strafwürdige Handlung verborgen?

Statistiken sind so leicht zu verfälschen. Derzeit gibt es beispielsweise am Klinikum Klagenfurt dreißig Prozent weniger Todesfälle pro Monat. Wir könnten aus der Situation den falschen Schluss ziehen: Ein Drittel weniger Tote durch die perfekte Arbeit der Kärntner Ärzte? So schönt man die Statistik, indem man nur Teilbereiche zeigt und zu seinen Gunsten deutet. Die Wahrheit ist, dass durch die Maßnahmen das Arbeitsvolumen deutlich gesunken ist und ein Drittel weniger Patienten vorhanden sind.

Fakt ist: Kranke Leute trauen sich nicht mehr ins Spital.

Die Ära des sozialen Abstands ist angebrochen, und die verheißt: Wir fürchten uns nicht vor dem Coronavirus, wir fürchten uns vor anderen Menschen, die da sind. Der Überträger wird zur Krankheit, der Mensch ist toxisch.

Das bedeutet, dass auch die Früherkennung von Erkrankungen mitausgeschaltet wird. Zu groß ist die Furcht.

Die Menschen halten Abstand von der Realität.

Mobile Palliativteams, die sterbende Menschen in Heimen betreuen sollen, berichten, dass die Heimleitungen sie nicht mehr ins Haus hineingelassen haben

– aus Angst, dass die Ärzte das Coronavirus ins Heim tragen.

Ein interessanter Faktor ist, dass es fast vier Wochen gedauert hat, bis die Produktion von Masken und Desinfektionsmitteln angelaufen ist. Erst als die Firmen gesehen haben, dass die gesamte Bevölkerung Masken und Desinfektionsmittel braucht, wurde reagiert. Hat man auf einen wirtschaftlichen Benefit gewartet, oder war das nur die natürliche Langsamkeit Österreichs? Auch die ökonomische Sicht ist zu hinterfragen, warum man nicht von Beginn an auf eigene Produktionen in Österreich umgestellt hat, auf Maskenproduktion und auf Produktion von Desinfektionsmittel von Tag 1 weg, sondern erst mit einer deutlichen Zeitverzögerung.

Wichtig ist es, dass man langsam wieder zurückgeht in einen abgestuften Normalbetrieb, unter Einhaltung der Hygienestandards, und leben lernt mit Corona – nicht als singuläre Erscheinung. Die Thematik der Zukunft muss heißen: Es geht um *zu isolierende Infektionskrankheiten,* also nicht nur Corona, sondern genauso Influenza und die anderen wilden Tiere im Seuchenzoo. Außerdem sind Menschen mit bakteriellen Infektionen mit multiresistenten Keimen genauso zu isolieren.

Der COVID-Wahnsinn muss stoppen. Und der Sinnhaftigkeit in der Erklärung weichen: Wir brauchen eine Infektionsklinik, wir brauchen eine Infektionsintensivstation, wir brauchen eine Infektionsüberwachungsstation und eben Normalstationen für Infektionspatienten, die zu isolieren sind.

Solange es keinen Impfstoff gibt, wird uns das Coronavirus begleiten, und es wird uns dann weiter begleiten, auch wenn es einen Impfstoff gibt, da die Durchimpfungsrate nicht bei hundert Prozent liegen wird. Das heißt, es wird genauso Influenza-Erkrankte geben wie COVID-Erkrankte wie auch Menschen mit Tuberkulose oder Erkrankte, die an Infektionen durch multiresistente Bakterien leiden.

Diversity gibt es auch unter Krankheiten.

Der bekannte Epidemiologe John Ioannidis weist darauf hin, dass Coronaviren als typische Erreger von Erkältungskrankheiten jedes Jahr für Millionen von Infektionen verantwortlich sind und diese banalen Erkältungskrankheiten in bis zu acht Prozent älterer, multimorbider Menschen mit Komplikationen wie Pneumonien tödlich enden. Der einzige Unterschied zu SARS-CoV-2 könnte sein, dass wir Coronavirus-Infektionsraten bisher nie in der Bevölkerung gemessen haben.

Es ist unklar, ob COVID-19 saisonalen Schwankungen unterliegt wie die Grippe, das heißt, ob sich mit wärmeren Temperaturen die Ausbreitung verlangsamen oder gar zum Stillstand kommen wird. Es ist ebenso unklar, ob das Virus ähnlich wie Influenza-Viren stabil ist oder mutiert, sodass sich keine dauerhafte Immunität entwickeln kann. Es ist weitgehend unklar, inwieweit sich die

Containment-Maßnahmen tatsächlich auf den Verlauf der Epidemie auswirken. Die Hinweise, die wir aus den asiatischen Ländern haben, sind nur bedingt auf Europa mit seiner liberalen Lebenseinstellung übertragbar. Und was passiert, wenn die Maßnahmen komplett beendet werden? Die Hochrechnungen aus dem Imperial College stimmen pessimistisch und prognostizieren eine zweite Erkrankungswelle für den Spätherbst, selbst wenn die derzeitigen Maßnahmen drei Monate durchgehalten werden. Corona ist dann immer noch nicht vorbei. Das Virus wird wiederkommen.

Des Weiteren stellt sich die Frage, ob die Bevölkerung als Ganzes eine Immunität gegen die Erkrankung aufbauen wird und wann. Wird die Erkrankung dann möglicherweise zu einer typischen Kinderkrankheit, sprich jeder, der sie noch nicht hatte, macht sie irgendwann durch und ist dann für immer geschützt, oder wird es auf Dauer zu saisonalen Krankheitsausbrüchen kommen, wie eben bei der Grippe.

Das werden nur die Forschungsergebnisse der nahen Zukunft beantworten können. Bis dahin tut die Medizin alles, was sie kann.

Panik ist ein schlechter Ratgeber dieser Tage.

Wir empfehlen, Ärzte um Rat zu fragen, nicht die Sensationslüsternheit. Wir rufen zur Ruhe auf, zur Besonnenheit und zu Zusammenhalt. Letzten Endes sollten wir vor der Dummheit – Abstand halten.

WIE WIR PANDEMIEN IN ZUKUNFT BEGEGNEN

Die Zeichen standen am Himmel, blutrot und deutlich, doch niemand wollte sie sehen.

Österreich, Deutschland und der Rest Europas waren nicht vorbereitet.

Österreich, Deutschland und der Rest Europas haben keine Vorkehrungen getroffen, als das Coronavirus in China ausgebrochen ist.

Österreich, Deutschland und der Rest Europas wussten, dass Pandemien keine Fantastereien von Endzeitfanatikern waren.

Die Fakten haben es lange angekündigt.

2002 und 2003 die Pandemie des Schweren Akuten Atemwegssyndroms, kurz SARS, das sich von China aus über die Welt verbreitete und 774 Menschenleben forderte. Damals war übrigens auch ein Coronavirus für die Infektionen verantwortlich.

2012 der nächste Verwandte aus der Familie der Coronaviren: MERS-CoV, das in Saudi-Arabien aufgetaucht war und beim Menschen eine schwere Infektion der Atemwege, Lungenentzündung und Nierenversagen verursachte.

Bill Gates warnte 2015 bei einem Auftritt für die Vortragsreihe *TED*, kurz nach einer Ebola-Epidemie in Westafrika, vor weiteren Pandemien und bemerkte trefflich, dass die Welt auf so etwas nicht vorbereitet sei. »Wir müssen uns für eine Epidemie wappnen wie für einen Krieg«, sagte der Microsoft-Milliardär. Vor allem in armen Ländern solle man massiv in die Gesundheitsversorgung investieren, um Ausbrüche früh zu erkennen und rechtzeitig reagieren zu können. Es brauche Simulationen und Übungen, damit man im Fall einer Pandemie vorbereitet sei. Gates damals: »Ich weiß nicht genau, was das alles kosten würde, aber im Vergleich zum potenziellen Schaden sicher sehr wenig.« Recht hat Mister Gates. Geschehen ist nichts.

Dann gibt es eine Schlüsselfigur namens Peng Zhou, ein Forscher vom Institut für Virologie der chinesischen Wissenschaftsakademie in Wuhan.

Im März 2019 haben er und seine Kollegen prophezeit, von Fledermäusen übertragene Coronaviren würden in China »mit hoher Wahrscheinlichkeit früher oder später eine Infektionswelle in Gang setzen«.

Die Warnungen, veröffentlicht und in der Fachwelt bekannt, sind wirkungslos verhallt. Wie ein Sarkasmus des Schicksals muss es Peng Zhou und seiner Spezialistengruppe vorgekommen sein, dass die Pandemie ausgerechnet in ihrer Heimatstadt ausgebrochen ist. Fledermäuse, die wahrscheinliche Quelle des Coronavirus, sind ein Sammelbecken für Viren. Darin tummeln sich nicht nur Coronaviren, sondern jede Menge andere Erreger wie die für Tollwut, Ebola oder das Marburg-Fieber. Die Fähigkeit der fliegenden Säugetiere, weite Strecken zurückzulegen, spiele bei der Übertragung solcher Mikroben eine entscheidende Rolle, schrieben die chinesischen Wissenschaftler. In China sei die Gefahr einer Ansteckung des Menschen besonders groß. Das treffe vor allem für Infektionen mit Coronaviren zu. Dazu käme die chinesische Esskultur, die besagt, dass frisch geschlachtete Wildtiere besonders nahrhaft sein sollen. Dringlich sei es daher, die Gründe für die wiederholten Ausbrüche von Coronavirus-Infektionen in China zu erforschen, mahnten Zhou und seine Mitarbeiter. Nur so könne es gelingen, solche Epidemien zu verhindern.

Das interessierte niemanden.

Wie die Virologen schrieben, könnten manche Fledermaus-Coronaviren den Menschen leichter befallen als andere. Das gelte unter anderem für Sars-CoV. Dieses Virus nutze als sogenanntes Einfallstor ein auf der Zelloberfläche befindliches Protein, das nicht nur bei vielen Tieren, sondern auch beim Menschen vorkomme. Der Erreger kennt also die Tür, wo er sich am besten einschleust. Niemand hat auf Peng Zhou gehört. Weder in China noch außerhalb.

Neun Monate nach der Warnung hat sich seine Prophezeiung bewahrheitet. Und auch das hatte anfangs keine Auswirkungen.

Das globale Gesundheitssystem versagte kläglich.

Es gab praktisch keine Vorbereitungen auf das, was mit Sicherheit – und nach eindeutigen Vorwarnungen – kommen sollte. Auch in den USA war das längst klar und publiziert im renommierten *Journal of American Medical Association*. Dort stand für jeden ersichtlich, was die Welt zu erwarten habe und was dagegen zu tun sei. Und niemand reagierte.

Es ist so, als würde die Wettervorhersage einen Hurrikan ansagen, und der Hausbesitzer lässt trotzdem alle Fenster offen, im Glauben, geh bitte, das wird schon alles nicht so schlimm verlaufen.

Auf Warnungen nicht zu reagieren ist grobe Fahrlässigkeit. Behördliches Versagen auf lokaler, nationaler und globaler Ebene.

Die Gesundheitsausgaben in Österreich belaufen sich auf 38 Milliarden Euro und machen zehn Prozent des Bruttoinlandsprodukts aus. Trotzdem war es nicht möglich, innerhalb von vier Wochen alle Österreicher mit Masken zu versorgen, nicht einmal die Ärzte und das Pflegepersonal bekamen Mittel zum Schutz, sie mussten darum betteln.

Der Generalsekretär der Kommunistischen Partei Chinas, Xi Jinping, meinte, Europa sei »wegen seines Narzissmus innerhalb kürzester Zeit das weltweite Zentrum der Pandemie« geworden.

Da hat der Mann mit der stoischen Ausstrahlung einer Litfaßsäule durchaus recht.

Die sogenannten Vereinigten Staaten von Europa haben die Lage verkannt. Weil Politiker, Medien und auch die meisten Bürger nicht fähig sind, in einer drohenden Pandemie Politik, Weltanschauung und Medizin zu trennen. Eine virale Pneumonie ist ein medizinisches Problem, kein politisches. Medizinische Fakten zu ignorieren ist so, als würde man sich in ein Flugzeug setzen, bei dem der letzte Check ergeben hat: Die Maschine wird mit hundertprozentiger Wahrscheinlichkeit abstürzen.

Die Ärzteschaft muss aufstehen und geschlossen auftreten. Es muss klar sein, dass nicht Gesundheitsökonomen die Hebel der Entscheidung bedienen, sondern Leute, die etwas von der Materie verstehen. Arroganz und Ignoranz sollte man schön hinter der Schutzmaske der Besserwisserei verstecken. Es braucht den Mut zur Kooperation, Fakten und Verständnis müssen wir in den Vordergrund stellen. Theoretische Maßnahmen gehören nicht in den siebenhundertsten Katalog gesetzt, sondern umgesetzt. Der Dialog muss gelingen, die Symbiose zwischen ökonomischer Vernunft und medizinischer Sicherheit, Weitblick für die nächste Welle.

SARS brauchte 2002 zwei Monate, um aus China zu entkommen. COVID-19 nur zwei Wochen. Das nächste Virus könnte in zwei Tagen Europa erreichen und lahmlegen, wenn nichts geschieht.

Wir können Pandemien nur verhindern, wenn wir ein Werk aus Hunderten kleinen Rädchen schaffen, die ineinandergreifen, eine gut geölte Maschine, die im Bedarfsfall gestartet wird.

Im Hamsterrad des Alltags war es bislang nie möglich, innezuhalten und die Lage zu überdenken. Sind wir gut vorbereitet? Sind wir gut aufgestellt? Wissen wir, was zu tun ist? Die Metaebene wurden geflissentlich missachtet. Weil andere Dinge wichtiger schienen.

Jetzt befinden wir uns in einem umfassenden, alle betreffenden sozialen, medizinischen, politischen, wirtschaftlichen, finanziellen und pädagogischen Feldexperiment mit ungewissem Ausgang.

Mit Regulierungen und Zwangsmaßnahmen, die in bislang sechzig Verordnungen, Gesetzen und Erlässen formuliert sind und unsere bisher als selbstverständlich angenommenen Grundrechte und Freiheitsvorstellungen berühren und die wir seit dem Ende des Zweiten Weltkrieges nicht gekannt haben. Wir alle sind mehr oder weniger freiwillige Teilnehmer, Beobachter und Betroffene zugleich.

Willkommen im Labor Österreich.

Da war dieses ethische Dilemma der politischen Entscheidungsträger zwischen herkömmlicher Krankheitsbewältigung (mit dem möglichen Kollaps des Gesundheitssystems) und dem Niederfahren des gesamten gesellschaftlichen Lebens (mit ungeahnten nicht vorhersehbaren Folgen jeder Art und für alle). Ein ethisches Dilemma besteht darin, dass zwei Handlungsmöglichkeiten A und B bestehen, beide sind sowohl richtig als auch falsch. Wähle ich die Möglichkeit A, schließe ich B aus und umgekehrt. Setze ich auf Stabilisierung der Wirtschaft und des sozialen Lebens, riskiere ich viele Tote an der Pandemie. Setze ich auf weitgehende Gesundheit und möglichst wenige Pandemietote, riskiere ich ein wirtschaftliches Desaster mit negativen sozialen Spätfolgen. Wer wagt es, viele an der Viruserkrankung Verstorbene gegen soziale und wirtschaftliche Einbußen aufzuwiegen? Klar ist, dass die Folgen jeder der beiden Alternativen eine andere Bevölkerungsgruppe trifft.

Die Schweden sind das entspannter angegangen. Ohne Verbote steuern sie durch die Krise. Trotz des legeren Umgangs mit Corona sank die Zahl der Schwerkranken. Die Bars in Stockholm waren durchgehend geöffnet und gut besucht, die Leute nippten in der Frühlingssonne an ihrem Aperol-Prosecco und hatten den Schal nicht über Mund und Nase gezurrt, sondern locker um den Hals gebunden. Das Land setzt auf die Vernunft seiner Bürger. Die Zahl der Todesfälle in Schweden war Mitte April zwar fast viermal so hoch wie in Österreich, das italienische Horrorszenario ist bis zu diesem Zeitpunkt aber nicht eingetreten.

In Österreich wurde dieser *Kampf* gegen das Virus (Frankreichs Präsident Macron und Donald Trump nannten es *Krieg*) auch medial durch eine Brachialrhetorik kommuniziert. Genau die erzeugt Angst, was unter anderem zu Immunschwäche führt, innere Stärke verhindert, was weiter politische und soziale Wachheit senkt. Letztlich aber auch eine wirtschaftliche Schwächung. Es muss heißen: Geht's den Menschen gut, geht's der Wirtschaft gut.

Ökonomen gehen davon aus, dass sich die Wirtschaft in Österreich frühestens nach drei Jahren erholt. Und das sind noch die Optimisten.

Der Begriff Krise stammt aus dem griechischen *krisis* und bedeutet Scheidung, Zwiespalt, aber auch Auswahl, Entscheidung. Einerseits hat jeder Mensch die Chance, etwas aus dieser Neuorientierung zu machen. Andererseits hat die Menschheit die Möglichkeit, sich im Kollektiv besser zu verhalten. Die Krise bezeichnet den Höhe- oder Wendepunkt einer heiklen Lage. Sie ist die Zeit der Entscheidung und Wendung. Entweder zum Guten, zur Katharsis, zur Reinigung. Oder zum Schlechten, zur Katastrophe, dem Niedergang. Ein kritischer Wendepunkt in der Handlung war schon im antiken griechischen Drama ein üblicher Kunstgriff. Genau jener Punkt, an dem sich das Schicksal des Helden Richtung Glück oder Unglück dreht.

Jede Krise hat den Vorteil, dass sie zur Gefahr oder zur Chance, zur Leere oder Lehre werden kann. Dabei geht es nicht um angewandten Optimismus. In Situationen, wie wir sie aktuell haben, kann es schnell zynisch klingen, von *Krise als Chance* zu sprechen und die Arme wie ein Messias auszubreiten. Natürlich sind wir gefordert, Wendezeiten aktiv zu nutzen und nicht passiv dem Schicksal zu überlassen. Die Krise ist die Aufforderung, das Steuerrad des Schicksals in die Hand zu nehmen. Nachdenken, ob man den richtigen Kurs gesetzt hat, und ob es kleine oder gröbere Kurskorrekturen braucht.

Die Krise zeigt, in welchem Zustand die Welt ist.

Die komplexe globale Verflechtung von allen und allem mit jedem und allem; die Betonung des Prinzips der Kooperation vor dem der Konkurrenz; damit verbunden, dass alle ihren Beitrag zur gesellschaftlichen Stabilität zu leisten haben – nicht nur in der Befolgung von befohlenen Maßnahmen; dass jede und jeder je nach Möglichkeiten in seine und ihre Eigenmacht kommen muss oder kann; die äußere Beschränkung kann auch zu einer inneren Lebendigkeit führen. Es geht also nicht nur um die bessere Organisation, bessere Medizin, bessere Technologie – mehr von demselben, wie der österreichische Philosoph Paul Watzlawick es ausgedrückt hat, sondern um eine Neuorientierung.

Kluge Leute mutmaßen in den Medien darüber, was das Leben nach der Corona-Krise bringt. Da ist die Rede, »dass nichts mehr so sein wird, wie es war«, vielleicht befinden wir uns gar in einem evolutionären Prozess, der eine neue Weltordnung entstehen lässt. Wir alle erhalten eine riesige Lektion, die für manche sehr schmerzhaft ist. Die EU ringt um Wiederaufbau. Für alle öffnet sich ein historisches Fenster, und was wir darin sehen, kann angenehm, beruhigend oder beängstigend sein.

Manche meinen, dass der Wert des »Wir«, der liberalen Demokratie, des Regionalen, der Achtsamkeit, der Familie, ernsthafter sachlicher Politik, der Digitalisierung, dass dieser Wert steigen kann. Die Grundfreiheiten sind eingeschränkt worden, autokratische Regierungen und Überwachungsmentalität aufgeblüht. Pessimisten prophezeien die Erosion der Demokratie. Die Zukunft steht uns offen, unklar ist nur, in welche Richtung.

Bemerkenswert ist ein Bericht von Daniel Defoe, Verfasser des Klassikers *Robinson Crusoe*, aus dem Jahr 1723. Wie ein gut recherchierender Journalist beschreibt er die große Pest in London des Jahres 1665, ein Ereignis, das er selbst nur als Fünfjähriger miterlebt hat. Sein Roman liest sich wie ein Dokumentarbericht. Viele beschriebene Ereignisse und Maßnahmen klingen wie ein Drehbuch für die Corona-Krise: Die Umsicht der Behörden in der Verordnung von Maßnahmen, um die Ausbreitung der Seuche zu verhindern. Kranke müssen in den Häusern bleiben, Essen wird ihnen vor die Tür gestellt, Gerichtsverhandlungen sind ausgesetzt, Verbot von öffentlichen Veranstaltungen, Schauspielen, Schließung der Spiel- und Tanzhäuser, Musikhallen, Einsatz von Ordnungspersonal zur Ausforschung Erkrankter und deren Bewachung, Verbot, Leichen zum Friedhof zu begleiten, Anzeigepflicht von Krankheiten, Verbot von Festessen in Gasthäusern, Kirchenschließungen, Wohltätigkeitsmaßnahmen zur Verköstigung Armer, Ermutigung der Bevölkerung.

Auch die Auswirkungen sind beschrieben: Rückgang der Kriminalitätsrate, Menschen waren seltener auf den Straßen anzutreffen, und wenn man jemandem begegnete, ging man in großem Bogen um ihn herum, Rückgang des öffentlichen Verkehrs, steigende Angst vor Ansteckung, Aushebung von Massengräbern, alle Gewerbetreibenden und Bauarbeiter waren arbeitslos, der Handel und die Schifffahrt kamen zum Erliegen, alle Hausangestellten wurden entlassen.

Menschen offenbaren in Extremsituationen ihre Widersprüchlichkeit umso deutlicher: Sie sind großmütig und kleingeistig, hochfein und niederträchtig. Das Gute, aber vor allem das Böse kommt zum Vorschein. Alle Charakterzüge zeigen sich intensiver, greller, und das Verborgene wird freigelegt wie ein altes Geheimnis.

Es zeigt sich allerdings immer wieder, dass man gerade in der Not besondere Tugenden entwickelt und Krisen den Erfindungsgeist beflügeln. Der Mensch hebt ab oder stürzt ab.

Menschliche Errungenschaften und zivilisiertes Miteinander können von einem Tag auf den anderen ausgehebelt sein.

So wurde offen darüber spekuliert, wer die besten Testobjekte für Impfstoffe seien. Afrikaner, hieß es im französischen Fernsehen. In einer Live-Diskussion des TV-Senders LCI haben die Wissenschaftler Jean-Paul Mira und Camille Locht ihre Idee erläutert, neue Impfstoffe an der Bevölkerung des schwarzen Kontinents zu testen. Mira ist Leiter der Abteilung für Intensivmedizin am Krankenhaus Cochin in Paris. Sein Kollege Locht arbeitet als Forschungsleiter am französischen Institut für Gesundheit und medizinische Forschung Inserm.

»Wenn ich es provokant ausdrücken darf«, sagte Mira, »warum sollten wir diese Studie nicht in Afrika durchführen, wo es keine Masken, keine Behandlung und keine Intensivpflege gibt? Das ist ein bisschen so wie Studien zu AIDS. Wir haben Dinge an Prostituierten ausprobiert, weil sie stark gefährdet sind und sich nicht schützen können.«

Monsieur Locht stimmte seinem Kollegen mit einem Lächeln zu: »Sie haben recht. Wir denken tatsächlich über eine parallele Studie in Afrika nach, die mit den gleichen BCG-Placebos durchgeführt werden soll.« Dabei meinte der Experte eine Tuberkulose-Impfung, die sein Institut entwickelt hatte. Der Wirkstoff soll Kinder vor Infektionen der Atemwege schützen.

Das Gespräch der beiden Fachleute klang wie der Whisky-Plausch zweier Kolonialherren, die sich abends im Zigarrenzimmer überlegen, welcher Stamm von Eingeborenen morgen christianisiert werden könnte. Es löste eine Flut von Empörung aus. Prominente farbige Fußballer, auch David Alaba, sprachen von Rassismus par excellence. Dass Pharmafirmen sehr wohl Versuche in Afrika durchgeführt haben, ist in Ärztekreisen hinlänglich bekannt. In der dritten Welt wird getestet, was am besten für die erste Welt sein könnte.

Die Krise ist ein Lackmus-Test für den Charakter.

Fragen nach dem Warum sind gerade in Krisenzeiten sinnvoll. Es ist gut, Gründe zu erforschen und zu lernen. Ein Warum zielt aber tendenziell nach hinten, forscht nach Ursachen in der Vergangenheit, sucht Schuldige, provoziert Verteidigung, lässt mit dem Schicksal ringen oder im Selbstmitleid baden.

Fragen nach dem Wozu dagegen sind nach vorne gewandt, wirken erhellend und den Geist erweiternd. Sie bekommen ein ganz anderes Gewicht – genauso wie das Problem, die Niederlage, das Scheitern. Sie werfen uns auf uns selbst zurück und fragen nach dem Sinn. Und Sinn ist der stärkste Motor für Ermutigung und Veränderung. Zwei Wörter könnten dieses Wozu erklären.

Globale Solidarität.

Davon sind wir noch weiter entfernt als je zuvor.

Sogar innerhalb des Landes. Die politische und wissenschaftliche Debatte entzweit auch in Österreich die Ärzteriege. Auf der einen Seite gibt es jene, die der Überzeugung sind, dass dieses Virus besiegt werden kann. Das ist die Gruppe, angeführt von Bundeskanzler Sebastian Kurz. Diese dominierende Strategie hat bis jetzt in den meisten Ländern am besten funktioniert. Lockdown und Teil-Quarantäne der Menschen. Die andere Gruppe meint, dass eine dauerhafte Unterdrückung nicht möglich ist und einen viel zu großen Kollateralschaden verursacht. Diese Leute plädieren für einen kontrollierten Aufbau einer Herdenimmunität. Die Zukunft des Landes ist aber kein Fußballmatch, wo Austria Salzburg gegen Sturm Graz antritt. Der Expertenzwist zeigt nur, dass wir aus der Vergangenheit nichts gelernt haben.

Wir als Gesellschaft haben den Auftrag, nicht panisch auf eine Pandemie zu reagieren, sondern besonnen.

Bert Brecht schreibt in seiner Ballade von der Unzulänglichkeit des menschlichen Planens in der *Dreigroschenoper*: »Ja, mach nur einen Plan! Sei nur ein großes Licht! Und mach dann noch 'nen zweiten Plan, gehen tun sie beide nicht.« Möglicherweise verstopfen Pläne die Zukunft. Mag sein. Wir sind der Ansicht, dass es wichtig ist, den Fokus auf die Vorbereitung des Auftretens einer weiteren Pandemie zu halten.

Gleichzeitig geht es um die Frage, wie der Mensch mit der Bedrohung einerseits durch die Pandemie und andererseits durch die Folgemaßnahmen umgeht. Die *Terror Management Theorie* (lat. *terror* bedeutet Schrecken), 1992 von Greenberg, Solomon und Pyszczynski vorgestellt, gibt als Rahmentheorie eine praktikable Antwort. Es geht dabei um die Reaktionen der Menschen, wenn sie existenzielle Furcht, ja Todesangst erfahren und sie sich ihrer eigenen Sterblichkeit bewusst werden. Im Wesentlichen sind es zwei Bewältigungsmechanismen; sie werden als »kulturelle Angstpuffer« bezeichnet: die kulturelle Weltanschauung und der Selbstwert.

Die kulturelle Weltanschauung drückt sich durch soziale Normen, die Hoffnung auf Unsterblichkeit oder einen höheren Sinn aus. Der Glaube daran oder die Überzeugungen, die damit verbunden sind, geben dem Menschen ein Gefühl von Sicherheit. Soziale Gruppen, in denen die Menschen diese Überzeugungen teilen und einander bestätigen, bringen Stabilität. Durch einen sozialen Konsens, im Außen.

Der Selbstwert entsteht durch den Glauben an die eigenen Leistungen. Orientierung an den Wertestandards einer kulturellen Weltanschauung. Der Selbstwert bildet den emotionalen Teil dieser Bewältigungsstrategie, eine Sicht nach innen.

Es gibt stärkende Strategien zur psychologischen Immunisierung: der Erwerb von Gesundheitskompetenz, die Orientierung an der sogenannten Salutogenese und das Streben nach Bewusstheit.

Gesundheitskompetenz umfasst laut einer internationalen Studie das Wissen, die Motivation und die Fähigkeit der Menschen, gesundheitsbezogene Informationen finden, verstehen, beurteilen und anwenden zu können. Damit sollen die alltäglichen Entscheidungen über Krankheitsvorbeugung, Gesundheitsförderung und Krankheitsbewältigung möglichst optimal getroffen werden, um die Lebensqualität zu erhalten oder zu verbessern.

So eine Gesundheitskompetenz beruht auf einer allgemeinen *literacy*, einer Lese-, Schreib- und Rechenkompetenz. Bei vielen ist das nach dem Abschluss der Schule genügend bis nicht genügend vorhanden. In den USA hat etwa die Hälfte der erwachsenen Bevölkerung Schwierigkeiten, Gesundheitsinformationen, seien es Anordnungen der Ärzte oder Texte auf Patienteninformationen, zu lesen, zu verstehen und zu befolgen. *I have a very good doctor. He takes the time to explain things and break it down to me. Sometimes, though, I do get stuff that can be hard—like when I first came home from the hospital and I had all these forms and things I had to read. Some words I come across I just can't quite understand* heißt es in einer Studie des National Center of adult learning and literacy.

In Europa ist die Situation nicht viel besser: In einer vergleichenden europäischen Studie zeigt sich, dass die Gesundheitskompetenz der Bevölkerung im Durchschnitt – auch in Deutschland und Österreich – deutlich verbesserungswürdig ist. Rund die Hälfte der erwachsenen Bevölkerung weist eine zu geringe oder problematische allgemeine Gesundheitskompetenz auf. Tendenziell betrifft das häufiger finanziell Schwache, Menschen mit geringem Bildungs- oder Sozialstatus, höheren Alters und mit chronischen Erkrankungen.

Das Gesundheitssystem sind wir alle, wir sind alle daran beteiligt.

Der geringe Finanzaufwand an den gesamten Gesundheitsausgaben – rund zwei Prozent – für Prävention und Gesundheitsförderung zeigt die mangelhafte Eigenverantwortung.

Die International Classification of Diseases (ICD) nennt Tausende uns bedrohende Krankheiten, ihnen steht aber nur *eine* Gesundheit gegenüber. Das bestätigt die Sichtweise in der Medizin. Die Weltgesundheitsorganisation WHO hat in ihrer Verfassung vor fast 75 Jahren das Idealbild gezeichnet: »Gesundheit ist ein Zustand völligen psychischen, physischen und sozialen Wohlbefindens und nicht nur die Abwesenheit von Krankheit und Gebrechen.«

Vollkommene Gesundheit ist unerreichbar. Gesundheit spielt sich für jeden Einzelnen individuell auf einem Kontinuum zwischen den beiden Polen »gesund« und »krank« ab. Der israelisch-amerikanische Soziologe Aaron Antonovsky nannte es das »HEDE-Kontinuum« (health-disease). Er hat ein Modell zur Beschreibung und zur Förderung von Gesundheit vorgelegt, das er Salutogenese nannte (lat. salus = Gesundheit, generare = erzeugen, erschaffen). Allerdings gibt es mehrere Möglichkeiten, seinen Gesundheitszustand zu stärken. Er befragte Frauen, die ihre Inhaftierung im Konzentrationslager überlebt hatten, und erfuhr, dass die Chancen, ein gesundes Leben zu führen – trotz dieser unmenschlichen Belastungen –, auf drei Sichtweisen beruht: Man muss verstehen, was einem geschieht. Man muss etwas tun können. Und man muss dem Ganzen einen Sinn geben.

Wenn das möglich ist, entsteht ein Gefühl für Kohärenz. Ein hohes Kohärenzgefühl hängt mit Optimismus zusammen. Das erklärt: Nicht das belastende Ereignis selbst muss uns krank machen, sondern die Interpretation desselben. Wie wir damit umgehen. Ob Schicksalsschlag oder grauenhaftes Erlebnis. Ob göttlicher Wink oder biologische Laune. Der Mensch entscheidet den Weg, den er geht. Links die Abzweigung zum Wahnsinn. Rechts der Boulevard zur Glückseligkeit. Such's dir aus.

Man muss ja angesichts der Pandemie nicht an eine Gottesstrafe glauben oder an die Rache der Natur oder daran, dass Mutter Erde sich zur Wehr setzt. Und dennoch, betrachten wir die Pandemie und ihre Folgen als Krise, merken wir, dass sie mehr Fragen aufwirft, als sie uns Antworten gibt. Die Frage ist berechtigt, ob unsere Lebensweise in der industrialisierten Welt von Europa über Asien bis in die USA einem ausgewogenen Geben und Nehmen entspricht.

Sogenannte primitive Kulturen auf der ganzen Welt haben eines gemeinsam: ein balanciertes Verhältnis zwischen dem Vorhandensein der Ressourcen und ihrer Nutzung, um ein langfristiges Überleben zu sichern.

Sogenannte zivilisierte Kulturen haben auch eine Gemeinsamkeit: Sie sind auf Ausbeutung und Maximierung ausgerichtet, nicht auf Optimierung. Sie unterwerfen sich einem ökonomischen Diktat und streben nach hemmungsloser Globalisierung.

Corona hält uns den Spiegel vor.

Viele, wenn nicht die meisten Menschen werden sich erst ab der Lebensmitte ihrer Endlichkeit bewusst. Die Endlichkeit des physischen Lebens zu akzeptieren ohne in Depression, Todessehnsucht, hysterische Lebensfreude, Gier – nach dem Motto: *Das Leben als letzte Gelegenheit* – oder Verdrängung des Unvermeidlichen zu verfallen, ist eine Voraussetzung für ein gelingendes und glückliches Leben.

Endlichkeit ist mehr als bloße Sterblichkeit. Endlichkeit bedeutet, sich der ständigen Veränderung des Lebens bewusst zu sein, weder die Gegenwart anhalten noch die Zukunft bestimmen zu können. Das erfordert Abstand zu nehmen, Geschehenes sein zu lassen, Situationen neu zu bewerten und gemachte Erfahrungen in seine Entscheidungen einzubauen.

Es beinhaltet die Chance, die eigene Gesundheit aktiv zu beeinflussen. Nicht die Ereignisse an sich sind entscheidend, sondern ihre Interpretation. Die Schlüsse, die wir daraus ziehen.

Sie bestimmen, ob wir uns erfolgreich, glücklich, zufrieden fühlen oder nicht.

Mit sich im Reinen sein, sich selbst wert sein, ernst nehmen, achtsam mit seinem Körper umgehen.

Das lehrt uns Corona.

Der Name hat längst seine Unschuld verloren. Der Begriff stand bislang für eine Heilige, für Zigarren, eine Automarke, mexikanisches Bier, eine Asterix-Figur. Paul Celan hat ein Gedicht unter diesem Titel geschrieben, und in der Medizin kennt man *corona veneris*, die Venuskrone, einen syphilitischen Ausschlag auf der Stirn.

Die Pandemie als Corona-Krise zu bezeichnen, lenkt die Aufmerksamkeit auf den Krisenbegriff. Es mag auch für jene, die gerne mit Bildern arbeiten, bezeichnend und zugleich makaber sein, dass die frühchristliche Märtyrerin Corona 16-jährig einen grauenhaften Tod gefunden hatte. Die junge Frau wurde zwischen zwei gebeugten Palmen festgebunden, die sie beim Hochschnellen zerrissen.

Die katholische Kirche verehrt Corona als Schutzpatronin der Fleischer, in Geldangelegenheiten, in der Lotterie und bei Seuchen. Zufall?

Übrigens: Die Heilige Corona hat ihren Feiertag am 14. Mai.

Jetzt kann uns nichts mehr passieren.

Mit freundlichen Grüßen,
Ihre Ärzte des Vertrauens.

PS: Wir haben den Akutplan noch einmal in Stichworten zusammengefasst, damit es beim nächsten Mal nicht heißt: Leider, liebe Leute, wir waren noch nicht so weit. Das Virus hat uns überrascht. Corona hat uns schon wieder erwischt.

ANHANG
DER PANDEMIE-PLAN IN 55 PUNKTEN

- Prävention auf individueller Ebene. Lebenskompetenz. Die Bürgerinnen und Bürger müssen Eigenverantwortung übernehmen und darauf achten, ihr Immunsystem zu stärken. Vor allem durch mehr Bewegung und richtige Ernährung. Die Gesundheitspolitik muss Anreize schaffen und schon in Schulen mit Förderprogrammen beginnen. Stärkung der Immunität auch durch komplementärmedizinische Maßnahmen, nicht nur durch pharmakologische Präparate.

- Verbesserung des Selbstschutzes: Bewusstsein für die eigene Schutzbedürftigkeit schaffen, Informationen über Selbstschutzmaßnahmen und den Krankheitsverlauf vermitteln.

- Breite und altersgerechte Aufklärungskampagnen über Medien (inklusive Postwurfsendungen) über die Erkrankung, ihre Ausbreitungswege, Abstandswarnungen und die Maßnahmen zur Unterbrechung von Infektionsketten.

- Nutzung verhaltenswissenschaftlicher Expertise zur Unterstützung der Akzeptanz und Umsetzung von Maßnahmen, um negative psychische und physische Konsequenzen eines temporären Shutdowns sowie räumlicher Distanzierung abzufedern.

- Offenen Umgang mit der Infektion fördern, Stigmatisierung vermeiden.

- Anbieten von angstreduzierenden Trainings, um die Folgeerscheinungen der Pandemie zu mildern.

- Schaffung von Hilfsgruppen und Psychologen-Teams, die Apps und interaktive Hilfsprogramme gegen Einsamkeit und Depression mitentwickeln.

- Anbieten von Programmen, um dem *social distancing* entgegenzuwirken.

- Prävention auf struktureller Ebene. Eine verpflichtende Schutzimpfung gegen Influenza und COVID-19 (wenn vorhanden) für alle Menschen, insbesondere Personen, die im Gesundheitsbereich arbeiten, aber auch in Schulen und Universitäten, um saisonale Epidemien wie die Grippe abzufedern und medizinische Kapazitäten zu schonen.

- Aufbau von Personalressourcen. Wir brauchen mehr Ärzte, insbesondere COVID-Ärzte, Infektiologen, Virologen, und wir müssen dringend das Medizinstudium reformieren.

- Stärkung der niedergelassenen Ärzte. Praktische Ärzte müssen aufgewertet werden, etwa durch Schaffung eines Facharztes für Allgemeinmedizin.

- Sicherstellung der Versorgung von Menschen, die auf ambulante oder stationäre Behandlung angewiesen sind – Medikamentenzugang trotz Isolation, Medikamentenengpässe verhindern.

- Arbeitsfähigkeit der ambulanten und stationären Einrichtungen aufrechterhalten (Pflegedienste, Dialysezentren, Krankentransporte).

- Aufbau von Materialressourcen. Schutzmasken, Handschuhe, Schutzkleidung, Desinfektionsmittel müssen in ausreichendem Maße vorhanden und abrufbar sein.

- Fixierung der Preispolitik. Mit Lieferanten müssen Verträge geschlossen werden, damit die Ausrüstungen im Fall einer Pandemie nicht teurer eingekauft werden müssen.

- Aufbau von Bettenreserven. Schluss mit der ökonomisch getriggerten Bettendiskussion. Ist ein Krankenhaus zu stark belegt, kann man nicht mehr flexibel agieren. Im Notfall müssen Betten in Lager- und Messehallen für Patienten umfunktioniert werden, die nur an leichten Symptomen leiden. Ein Bettenregister sollte österreichweit eingeführt werden.

- Schaffung von zentralen Notaufnahmen, die Patientenströme rasch und effizient steuern. Triage infektiös, nicht infektiös, dann erst blutig, unblutig.

- Umbau von Intensivstationen. Innerhalb von 24 Stunden muss eine Intensivstation zu einer Infektstation adaptiert werden können. Gleichzeitig sollte ein Intensivbettenregister österreichweit geführt werden.

- Bau von Infektkliniken. Die Häuser dienen in ruhigen Zeiten beispielsweise der Forschung und werden in Krisenzeiten auf Knopfdruck personell und leistungstechnisch hochgefahren. Oder Vorhaltungen von Infektstationen in verschiedenen Häusern.

- Umfunktionieren von Unterkünften. Hotels können im Fall einer Pandemie zu Quarantänehäusern erklärt werden.

- Ausrüsten von Senioren- und Pflegeheimen mit Isolationsräumen und neuen Behandlungsmöglichkeiten.

- Einsetzen eines leitenden Heimarztes pro Pflegeheim.

- Schaffen eines Ethikkonsils in jedem Spital. Bei schwierigen Entscheidungen muss der Mediziner die Hilfe qualifizierter Kollegen in Anspruch nehmen können.

- Schaffung klarer Regeln bei Besuchserlaubnis und Besuchsverboten.

- Ausgabe ethischer Leitsätze für die Triage bundesweit. Jeder Mediziner muss wissen, nach welchen Kriterien Patienten eingeteilt werden.

- Streichung der Regel, dass nur fünf Personen an einem Begräbnis teilnehmen dürfen. Auch hier können die Beteiligten Abstand halten und Schutzvorkehrungen treffen. Ein Friedhof ist öffentlicher Raum.

- Ausweitung von E-Health-Programmen bundesweit.
- Forcieren von telemedizinischen Möglichkeiten und Einsatz von digitaler Kommunikation im Pflegebereich
- Bereitstellung von Telefonhotlines und digitaler Beratungs- und Betreuungsangebote.
- Ausbildung und laufende Fortbildung des medizinischen Personals mindestens halbjährlich.
- Etablieren eines intelligenten Testverfahrens, das klärt, wann, wo, wie und wer getestet wird, um valide Daten über die Verbreitung eines Virus zu bekommen.
- Entwicklung einer zentralen Datenplattform zur gezielten und koordinierten Testung.
- Zielgerichteter Einsatz der PCR-Diagnostik, Entwicklung von Virus-Schnelltests und serologischer Untersuchungsmethoden für die individuelle Diagnostik.

- Umfangreiche epidemiologische Datenerhebungen als Grundlage für effiziente, gezielte und breit akzeptierte Maßnahmen. Register für Patientendaten, Risikofaktoren, Therapien und Verläufe.
- Ausweitung der Testsysteme, um unnötige, repetitive Quarantänemaßnahmen bei nichtinfektiösen oder immunen, insbesondere systemrelevanten Personen zu vermeiden.

- Weitere Erhebung repräsentativer Stichproben, die verlässliche Aussagen über die Mortalitätsrate liefern und die Sensitivität der Testverfahren optimieren.

- Einteilung der Bevölkerung in fünf Gruppen. Wer infiziert ist, wer Anzeichen der Erkrankung zeigt, wer Kontakt zu Infizierten hatte, wer keine Symptome hat und wer schon genesen ist.

- Früherkennung durch ein globales Warnsystem nach dem Ampelprinzip Grün, Gelb, Rot.

- Schaffung eines neuartigen Systems, das Menschen, Tiere und die Umwelt im Blick hat und bei Anomalien kleine Warnungen ausgibt, die Algorithmen permanent prüfen.

- Definition internationaler Standards der Krisenkommunikation. Wer spricht wann mit wem. Wer ist wofür verantwortlich, inklusive Organigramm.

- Etablieren einer internationalen Stelle, die eine schnelle Zusammenarbeit garantiert.

- Definition der Aufgabe aller Länder in Zusammenarbeit mit der WHO. Verpflichtende Maßnahmen und Aufgaben.

- Etablieren einer bundesweiten Zusammenarbeit durch neun Katastrophenmanager.

- Einsetzen eines Krisenstabs. Die Informationshoheit liegt bei Fachleuten aus der Medizin, die der Politik eindeutige Anweisungen geben, wie im Fall eines Ausbruchs weiter vorzugehen ist.

- Erneuerung des Epidemiegesetzes inklusive exakter Definition des nationalen Ausnahmezustands.

- Klärung verfassungsrechtlicher Eingriffe in die Privatsphäre der Bürger. Unter welchen Umständen dürfen Freiheitsbeschränkungen erlassen werden.

- Forschung intensivieren, um molekulare Daten zum jeweiligen Virustyp, Krankheitsbild und der angepassten Therapie zu erfassen.

- Beschleunigte Entwicklung von Impfstoffen und Medikamenten sowie massive Förderung klinischer Studien zur Untersuchung der Wirksamkeit und Verträglichkeit mit ethischer Begleitung sowie enger Zusammenarbeit mit den Behörden.

- Einsetzen eines Thinktanks, um Katastrophenszenarien zu berechnen und Auswirkungen zu simulieren.

- Start wissenschaftlicher Viromprojekte. Es gibt rund 1,7 Millionen Viren, die unerkannt in Wildtieren zirkulieren. Die gilt es zu identifizieren. Bis zu 75 Prozent neu auftretender Infektionskrankheiten, die Menschen betreffen, sind Zoonosen, haben also ihren Ursprung in Tieren.

- Bildungsbereiche öffnen. Die Krise hat zum massiven Rückgang der Betreuungs-, Lehr- und Lernleistung geführt. Das verschärft automatisch die soziale Ungleichheit. Kinder sollten keine Schutzmasken tragen müssen.

- Wirtschafts- und Finanzpolitik zur Stabilisierung nutzen. Kurzfristig mit Hilfsfonds, mittelfristig mit expansiven Steuererleichterungen, langfristig mit Investitionen im Gesundheitswesen, in der digitalen Infrastruktur und im Klimaschutz. Die Krise erfordert ein europäisch-solidarisches Handeln, etwa die Gewährleistung der Liquidität durch die europäische Zentralbank, finanzielle Unterstützungen aus dem EU-Haushalt und der Europäischen Investitionsbank, außerdem eine Kreditlinie mit Sonderkonditionen durch den ESM, den Europäischen Stabilitätsmechanismus.

- Maßnahmen für ökologische und soziale Nachhaltigkeit. Was können wir der nächsten Generation zumuten? Richtlinien, die vor der Corona-Krise gegolten haben, dürfen nicht außer Kraft gesetzt sein. Wirtschaftliche Konjunkturprogramme sollten einen ökologischen Hintergrund haben. Green Deals, Fair Trade. Es gilt, sich nicht auf Kosten einer Katastrophe zu bereichern.

- Rückkehr zur Normalität. Zielsetzung eines Tag X, ab wann die Politik von einem Ende der Pandemie ausgeht. Es braucht Hoffnung auf Besserung und eine zeitliche Aussicht zur Rückführung in gewohnte Abläufe.

- Diskussion über Weltethos, einen globalen Kodex, der Solidarität definiert.

NACHWORT VON JOHANN WOLFGANG VON GOETHE

Gesang der Geister über dem Wasser

Des Menschen Seele
Gleicht dem Wasser;
Vom Himmel kommt es,
Zum Himmel steigt es,
Und wieder nieder
Zur Erde muss es,
Ewig wechselnd.

Strömt von der hohen,
Steilen Felswand
Der reine Strahl,
Dann stäubt er lieblich
In Wolkenwellen
Zum glatten Fels,
Und leicht empfangend
Wallt er verschleiernd,
Leiserauschend
Zur Tiefe nieder.

Ragen Klippen
Dem Sturz entgegen,
Schäumt er unmutig
Stufenweise
Zum Abgrund.

Im flachen Bette
Schleicht er das Wiesental hin,
Und in dem glatten See
Weiden ihr Antlitz
Alle Gestirne.

Wind ist der Welle
Lieblicher Buhler;
Wind mischt vom Grund aus
Schäumende Wogen.

Seele des Menschen,
Wie gleichst du dem Wasser!

Schicksal des Menschen,
Wie gleichst du dem Wind!

MARTINA
LEIBOVICI-MÜHLBERGER

START
KLAR

Aufbruch in die Welt nach COVID-19

edition a

Martina Leibovici-Mühlberger

Startklar

Aufbruch in die Welt nach COVID-19

Die Welt nach COVID-19 ist eine andere. Wir haben die Wahl, wohin sie sich entwickeln wird und wie wir darin leben werden. Entsteht ein Kontrollstaat? Oder bewältigen wir die Herausforderung durch eine stärkere Gemeinschaft? Die Psychotherapeutin und Ärztin Martina Leibovici-Mühlberger berät unter anderem politische Parteien und staatsnahe Organisationen und hat mit ihren analytischen und visionären Büchern und Vorträgen oft genug recht behalten. Jetzt zeigt sie, was kommen kann und wie wir damit umgehen.

160 Seiten, € 18,00

ISBN: 978-3-99001-416-5